助産ケア臨床NOTE

分娩期の母児

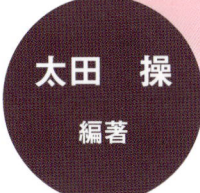

太田 操 編著

CHILDBIRTH CARE

医歯薬出版株式会社

＜執筆者一覧＞

■編　集

太田　操　　福島県立医科大学 看護学部 教授

■執　筆

太田　操　　編集に同じ
木村　英子　元福島県立医科大学 看護学部
佐藤　恵美子　福島県立医科大学 看護学部
後藤　千恵　鶴岡市立荘内病院
鈴木　陽子　元福島県立医科大学 看護学部

（執筆順）

This book was originally published in Japanese under the title of :

JOSANKEA RINSHOU NÔTO BUNBENKI NO BOJI
（Nursing Care of ChildBirth）

Editor :
OOTA, Misao
　Professor, School of Nursing, Fukushima Medical University

ⓒ 2008　1st ed.

ISHIYAKU PUBLISHERS, INC
　7-10, Honkomagome 1 chome, Bunkyo-ku,
　Tokyo 113-8612, Japan

序　文

　助産師は，妊産婦および新生児が共に正常であり今後も正常な経過を辿るであろうと予想される場合，その助産ケアに主体的に関わるという役割と機能とを有している．つまり正常なマタニティサイクル各期の妊産婦たちこそ助産師の対象範囲なのだが，とりわけ本書は，マタニティサイクルの中の「産婦ケア」に焦点を当てたものである．

　正常分娩こそ助産師のもっともたる範疇であるが，この分娩が「正常」であるかどうかは最後の結果を見た時点でしか判別できない．正常な状態で分娩が終了して初めて「正常分娩」だったといえるのである．ゆえに助産師は，その結果に至るまでの「分娩経過」において本領を発揮する．助産師は産婦の状態を丁寧に観察し，異常の徴候は見られていないか，あるいは異常になっていないかの判断を専門的知識と経験とに基づいて行う．さらにその判断に加えて，正常に経過するためのケア，異常へ移行しないためのケアも実践する．このように助産師の「正常である」という判断の積み重ねが，最終的に「正常分娩」という結果を導き出すのである．つまり助産師のケアは，正常分娩という結果とそれに至るための分娩経過とに関わり，正常分娩の促進に寄与するものである．これは産婦に「寄り添う」ことを旨とする助産師の醍醐味でもある．

　助産師の役割が拡大し期待されている昨今，産婦の安全で安楽かつ満足度の高い分娩の実現は，助産師の専門的知識と経験とに裏打ちされた観察力・診断力・実践力にかかっているといっても過言ではない．

　本書は，そのために必要な基本的知識としての分娩期の母児のケアの基礎について記述したものである．さらに助産診断や助産ケアを行う際の理論的根拠としての内容も兼ね備えている．

　本書は，新人助産師，助産師を目指す学生や母性看護学を学ぶ看護学生の参考書として，また，臨床における助産師活動や助産師教育にも活用して頂けたら幸いである．

　今後，妊婦ケア，褥婦ケアの基礎知識や助産師としての基本的な考え方等についても，機をみて『助産ケア臨床ノート』で論じていきたいと考える．

　出版にあたり，多大なるご尽力を頂戴した医歯薬出版の編集担当者に感謝したい．

2008年8月

編　者

もくじ

序文　iii

第1編　分娩時の診断と予測にもとづくケア　1

1-1　分娩経過の診断と予測　2

＜分娩第1期，第2期＞

1) 分娩開始の診断　2
   - (1) 分娩の前兆　2
     - ①産婦の自覚症状　2　②他覚症状　2
   - (2) 分娩開始の診断　3
     - ①分娩開始診断の必要性　3　②分娩開始診断の利点　3

2) 分娩時期と分娩進行度の診断　3
   - (1) 現在の妊娠週数と分娩の時期診断　3
     - ①妊娠週数　3　②分娩時期　4
   - (2) 陣痛の状態からの分娩進行度の判断　4
     - ①陣痛開始からの経過時間と陣痛の状態　4　②産痛からの分娩の進行度の判断　4
   - (3) 子宮頸管の状態　5
     - ①子宮口の開大　5　②子宮頸管の展退　5　③柔らかさ・硬度（熟化）　5　④子宮口の位置　6
   - (4) 胎児の骨盤内下降　6
     - ①胎児の産道通過（分娩機転）　6　②児頭の骨盤進入　7　③胎児の回旋　9
   - (5) 胎児の骨盤内下降度の診断方法　10
     - ①骨盤内下降度の表現法　11　②下降度の診断法　12
   - (6) 内診所見　15
     - ①ビショップスコア　15　②児頭回旋の診断　15
   - (7) 分娩の所要時間（分娩第1期，2期までの所要時間）　17
   - (8) 出血　17
   - (9) 破水　17
     - ①破水の診断　17　②破水時の対応　18
   - (10) 分娩第2期の徴候　19

3) 分娩進行に伴う母体の全身状態の確認　20
   - (1) 一般状態　20
   - (2) 全身の疲労の状態　20

4) 分娩の予測　21
   - (1) 分娩経過の予測　21
     - ①胎児と産道の均衡がとれているか　21　②分娩を妨げる因子はな

いか　22　③現在の分娩進行度の診断　23　④分娩経過の総合的な診断・予測　24　⑤分娩時間，児娩出時間の予測　25　⑥胎盤娩出時間の予測　25

 (2) 児に関する予測　25
  ①児体重の予測　25　②分娩経過中の児の健康状態の予測　26　③出生時の健康状態の予測　26

<分娩第3期，4期>
 1) 母体の経過 ………………………………………………………… 26
  ①母体の一般状態　26　②子宮の収縮　27　③後陣痛の有無と程度　27　④出血の状態　27　⑤軟産道・外陰部の状態　27　⑥脱肛の有無と程度　29　⑦排尿に関すること　29　⑧腰痛，恥骨部痛　29　⑨その他　29　⑩胎児付属物の所見　29
 2) 分娩所要時間 …………………………………………………………… 29
 3) 経過予測診断 …………………………………………………………… 30

1-2　産婦および家族へのケア　31

<分娩第1期>
 1) 安全に経過できる ……………………………………………………… 32
  (1) 現時点での母児の状態の把握　32
   ①分娩開始の診断と時期の診断　33　②進行状態の観察　33　③胎児の健康状態の観察　33　④分娩経過の予測　33　⑤情緒面および心理的変化　33
  (2) 母児の循環を整え分娩を遷延させない　34
   ①分娩の時期に応じた体位の工夫　34　②身体を冷やさない　34　③体力消耗を最小限にする　34
  (3) 効果的な陣痛と児の下降・回旋の促進　36
   ①体位の工夫　36　②排泄　36
  (4) 感染を予防する　38
   ①身体の清潔　38　②器械，器具，物品，手指の消毒　38　③内診の制限　38
  (5) 分娩の準備をする　39
   ①必要物品の準備　39　②産婦への説明，分娩室への移送の準備　39　③分娩室の準備　39　④看護者（介助者）の準備　39
 2) 安楽に経過できる ……………………………………………………… 39
  (1) 精神的不安の軽減（最小にする）　39
  (2) 身体的苦痛の軽減（最小にする）　39
 3) 主体的に取り組める …………………………………………………… 40
  (1) 産婦自身が分娩の進行に対応できるよう援助する　40
   ①分娩の進行が理解でき変化に気づけるように関わる　40　②分娩進行の変化に対応できるように働きかける　40　③急激な変化や異常症状を医療者に伝えられるように働きかける　40

(2) 自分なりのお産を創造できるよう援助する　41
　　　　　①自分はどんなお産をしたいのかの考えを持てるように関わる　41
　　　　　②そのために自分自身はどんな役割をはたすのかを理解できるよう働きかける　41
　　　(3) 母性意識を高め育児へのより良い出発点となるよう援助する　41
　　　　　①出産が幸福な体験となるように関わる　41　　②夫や家族が各々の役割を認識し協力体制がつくれるよう働きかける　41

＜分娩第2期＞
1) 安全に経過できる　42
　　　(1) 現時点の母児の状態を把握する　42
　　　　　①分娩の進行状態の観察　42　　②胎児の健康状態の観察　42
　　　　　③母体の全身状態の観察　42　　④情緒面および心理的変化　42
　　　(2) 母児の循環を整え，分娩を遷延させない　42
　　　　　①効果的な娩出力　42　　②排泄　44
　　　(3) 児頭の回旋、下降の促進と分娩の進行状態の把握　45
　　　　　①体位の工夫　45　　②胎児心音聴取部位の変化　45　　③胎児心拍陣痛曲線図　45
　　　(4) 児の娩出を助ける　45
　　　(5) 感染予防　45
　　　(6) 会陰裂傷による出血を最小限にする　45
　　　(7) 脱肛予防　45
2) 安楽に経過できる　45
3) 主体的に取り組める　45
4) 児娩出時に適切に対応する　46

＜分娩第3期＞
1) 安全に経過できる　46
　　　　　①胎盤の剥離を促す　46　　②胎盤の娩出を促し生体結紮をスムーズにする　46　　③子宮収縮を促し，疼痛を緩和する　46　　④予測される危険を防ぐ　46　　⑤情緒面および心理的変化　46
2) 安楽に経過できる　47
3) 環境を調整する　47
4) 分娩の想起を行う　47

1-3　分娩中の胎児健康状態（well-being）の評価　48

1) 胎児の健康状態の診断　48
　　　(1) 胎児心拍数（FHR:fetal heart rate）　48
　　　　　①胎児心拍モニタリング　48　　②胎児心拍陣痛図　48　　③ノン・ストレステスト　51
　　　(2) 羊水　53
　　　　　①量：羊水ポケット，羊水インデックス（AFI）　53　　②色　54
　　　　　③肺成熟度：肺サーファクタント　54

　　　　（3）胎児末梢血　　　　　　　　　　　　　　　　　　　　54
　　　　　　　①ｐＨ値　54　　②ガス分析　54
　　　　（4）胎児機能不全の徴候　　　　　　　　　　　　　　　　55
　　　　　　　胎児機能不全　55
　　2）**胎児機能不全に対する救急処置** ………………………………… 55
　　　　（1）応急処置　　　　　　　　　　　　　　　　　　　　　55
　　　　　　　①母体の体位変換　56　　②子宮収縮の減弱　56　　③母体酸素投与
　　　　　　　56　　④羊水腔への人工羊水注入療法　56　　⑤重炭酸ナトリウム
　　　　　　　投与　56
　　　　（2）急速遂娩　　　　　　　　　　　　　　　　　　　　　56

1−4　出生直後の児の看護　　　　　　　　　　　　　　　　　　57

　　1）**出生時の観察**
　　　　（1）蘇生の必要性の判定　　　　　　　　　　　　　　　　57
　　　　　　　新生児仮死　57
　　　　（2）全身の観察　　　　　　　　　　　　　　　　　　　　59
　　2）**出生直後のケア** ……………………………………………………… 59
　　　　（1）気道の確保　　　　　　　　　　　　　　　　　　　　59
　　　　（2）保温　　　　　　　　　　　　　　　　　　　　　　　59
　　　　（3）母子接触の開始　　　　　　　　　　　　　　　　　　60
　　　　（4）母児標識　　　　　　　　　　　　　　　　　　　　　60
　　　　（5）清潔　　　　　　　　　　　　　　　　　　　　　　　61
　　　　（6）全身状態の観察　　　　　　　　　　　　　　　　　　62
　　　　　　　①健康診査　62　　②発育状態・成熟度の評価　63
　　　　（7）臍処置　　　　　　　　　　　　　　　　　　　　　　66
　　　　（8）眼処置　　　　　　　　　　　　　　　　　　　　　　66

第２編　分娩時の母児のケアに必要な知識　　　67

2−1　分娩の三要素　　　　　　　　　　　　　　　　　　　　　68

　　1）**産道** ………………………………………………………………………… 68
　　　　（1）骨産道　　　　　　　　　　　　　　　　　　　　　　68
　　　　　　　①骨盤の形態　68　　②骨盤の区分　69　　③骨盤径線　72
　　　　　　　④仙骨の状態　73
　　　　（2）軟産道　　　　　　　　　　　　　　　　　　　　　　74
　　　　　　　①妊娠による変化　74　　②分娩による変化　76
　　2）**娩出力** ……………………………………………………………………… 77
　　　　（1）陣痛　　　　　　　　　　　　　　　　　　　　　　　77
　　　　　　　①陣痛の発来機序　77　　②陣痛発作の起点　78

　　　　　③陣痛の作用　78　　④陣痛の特性　78　　⑤陣痛の種類　79
　　　　　⑥陣痛の強さ　80　　⑦産痛　81　　⑧娩出力の異常　82
　　（2）腹圧　83
　3）**胎児および付属物** ……………………………………………………… 84
　　（1）胎児　84
　　　　　①児頭の構成　84　②在胎期間に応じた胎児発育　84　③子宮内における胎児の位置　88　④分娩が児に及ぼす影響　90
　　（2）胎児付属物　92
　　　　　①卵膜　92　②羊水　93　③臍帯　94　④胎盤　96　⑤胎盤の娩出　100

2-2　出生直後の児の生理的変化　　104

　1）**新生児の肺呼吸の確立** ……………………………………………… 104
　　（1）胎児期の呼吸器系の準備　104
　　　　　①肺の発達　104　②呼吸調節機能の発達　104　③肺サーファクタント（肺界面活性物質）の分泌　104　④肺胞液（肺水）　105
　　（2）出生時の第一呼吸と呼吸の安定　105
　　　　　①第一呼吸　105　②第一啼泣　105　③呼吸の安定　105
　2）**出生時の循環の適応** …………………………………………………… 106
　　（1）胎児期の循環系の特徴　106
　　　　　①高い肺血管抵抗と低い体血管抵抗　106　②胎盤循環と動脈管　106　卵円孔　106
　　（2）胎児循環から新生児循環への移行　107
　　　　　①肺血管抵抗の低下　107　②胎盤循環の停止　107　③動脈幹（ボタロー：Botallo管）の閉鎖　107　④卵円孔の血流の変化　107　⑤静脈管（アランチウス：Arantius管）の閉鎖　108
　3）**出生直後の体温の変化** ………………………………………………… 108
　　（1）胎児期の体温　108
　　（2）出生児の体温の変化　108
　　　　　低体温の影響　109
　4）**中枢神経系の特徴** ……………………………………………………… 110
　　（1）胎児期における発達　110
　　　　　①視覚　110　②聴覚　110　③触覚　110
　　（2）出生直後の児の反応　110

●本書について●
各ページの左欄には，第1編では主に「観察・診断・実施項目」を，第2編では「診断のために必要な知識項目」をあげ，その右に詳しい解説をおいています．左欄だけを読むことで，一通りの重要事項が確認できます．

第1編

分娩時の診断と予測にもとづくケア

1-1　分娩経過の診断と予測

産婦ケアにおける助産師の重要な役割は，分娩経過の診断と予測とを行うことにある．助産師は常に産婦のそばにいて母体および胎児の状態を観察し，その変化を瞬時に読み取り，それに基づいた助産診断を行い，今後の予測をたてていく．このような助産師の的確な観察・アセスメント・診断・予測が，産婦への最適なケアを可能にし，結果として分娩経過を正常へと導き，異常への移行を防ぐことにつながる．

〈分娩第1期，2期〉
1）分娩開始の診断
（1）分娩の前兆

産婦の自覚症状，他覚症状について確認する

分娩が近づいてくると母児に変化が出てくる．それに伴って産婦に自覚症状，他覚症状があらわれる（図1-1）．

①産婦の自覚症状
・胎児の下降感，胎動の減少，頻尿，胃部圧迫感の軽減．
・前駆陣痛
・腟分泌物の増加
・血性分泌物，産徴

②他覚症状
・先進部の下降（触診，子宮底長）
・触診で頻回の子宮収縮
・産徴出血

> **MEMO**
> 分娩が近くなると，子宮筋が活性化されて，オキシトシンに対する感受性が高まり，準備状態が整う

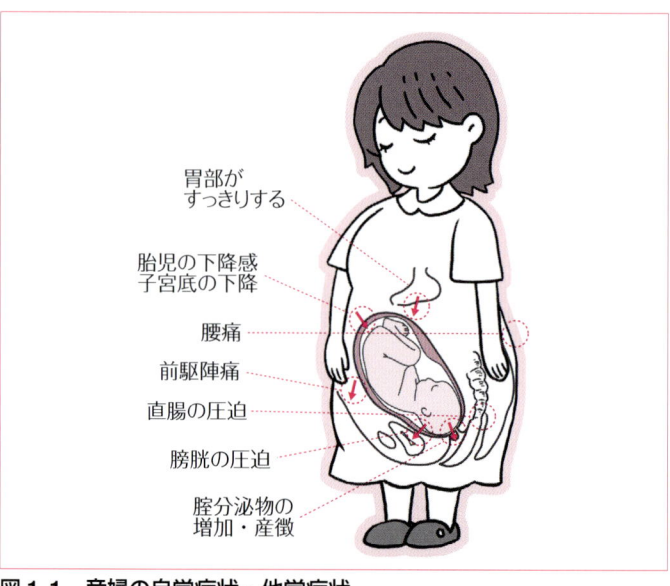

図1-1　産婦の自覚症状・他覚症状

（2）分娩開始の診断

正常に分娩が開始したことを診断する

定義：陣痛の発来をもって分娩開始とする．その際の陣痛は胎児娩出まで続くもので，かつ周期が10分以内，または1時間に6回の頻度になった時点を陣痛発来とする[1]．

①分娩開始診断の必要性

〈なぜ分娩開始の診断は重要なのか〉
①ここがスタート地点となり今後，分娩経過を診断，予測するための根拠になる．
②経過診断の中で母体と胎児の健康状態を保障するために重要である．また，異常の診断，予測への根拠ともなる．

〈分娩の開始を正確に診断するには〉
①陣痛発来の状況を丁寧に問診する．
②産婦の自覚症状から分娩が近づいていることを知らせる徴候の有無を確認する．
③分娩が開始されたと判断される時間からの経過時間，産徴の有無，陣痛の状態，内診所見などの情報を把握し，確実に分娩が開始しているのかを正確に診断する．

②分娩開始診断の利点

〈産婦側〉
①適切な行動をとることができる．
・的確な時期に交通の便を考慮した入院ができる．
・危険な状況を避けることができる．
・家族や周囲の人の調整ができ余裕をもった入院ができ，お産の安全が保てる．
②主体的に分娩に向かうことができる．
・産婦や家族の不安が最小限になり，安楽が保てる．
・また，「お産が始まった」と自覚することによって，お産に対する心構えを促し，自律性を引き出せる．

〈助産師側〉
①適切なケアが提供できる．
・十分な観察ができる．
・分娩の準備ができる．
②産婦に寄り添った関わりができる．

2）分娩時期と分娩進行度の診断

（1）現在の妊娠週数と分娩の時期診断

①妊娠週数

現時点の妊娠週数は何週か

分娩の時期の診断は産婦のケアに関わる場合，その生理的特性および健康レベルを判断する基礎となる．また，時期を特定することは産婦の予測診断に不可欠である．

> **MEMO**
> 妊娠週数により，流産（22週未満），早産（22～37週未満），正期産（37～42週未満），過期産（42週以降）に分けられる

②**分娩時期**
現時点での分娩の時期はいつか

- **分娩第1期**：分娩開始から子宮口が全開大するまで．
- **分娩第2期**：子宮口全開大から胎児娩出まで．
- **分娩第3期**：胎児娩出から胎盤ならびに卵膜の排出（後産）が完了するまで．
- **分娩第4期**：後産の娩出から2時間まで．この時期は異常出血が起こりやすいため，分娩中と同じく観察が必要である．

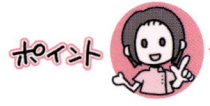
分娩が開始したことを確認したら，続けて，現時点は分娩第1期のどの時期なのかを診断します．

(2) 陣痛の状態からの分娩進行度の判断

①**陣痛開始からの経過時間と陣痛の状態**
陣痛が開始してからの経過時間と，現時点の陣痛は，時期に応じた陣痛であるか

有効な分娩陣痛は分娩が進行するとともに，陣痛発作が強くなり，間歇時間は短くなっていく．

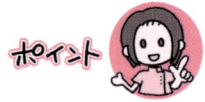
分娩の時期に応じて陣痛も有効に変化していかなければ，分娩も進行しません．有効陣痛とは，分娩の進行をもたらすものです．

②**産痛からの分娩の進行度の判断**
産婦の状態から分娩の時期を判断する

分娩の進行とともに陣痛は強まり，産痛も増強する．しかし，疼痛に対する閾値には個人差があるので必ずしも分娩進行度と痛みは相関しない場合もある．

分娩第1期の産痛は軟産道の開大，子宮筋の収縮などが原因となり下腹部の皮膚や軟部組織，腰部，仙骨部，会陰が圧迫され痛みが生じる．胎児が下降すると痛みの部位も出口部へと移動するため，痛みの部位の変化が分娩進行の1つの目安となる．

以下の症状がみられれば，分娩はかなり進行していると判断できる．
・発汗
・産婦の表情の変化，顔面の紅潮，眉間にしわを寄せ辛そうな表情
・産痛の増強
・嘔吐

(3) 子宮頸管の状態

①子宮口の開大
内診で診断する．頸管内の最小直径（cm）で表す

> **MEMO**
> 子宮口は分娩の進行とともに開大し、全開大で分娩第2期に入る

②子宮頸管の展退
展退率（%）で表す

> **MEMO**
> 展退とは3cm程度の長さの子宮頸管（内外子宮口間の距離）が、次第に短縮し、薄くなる過程をいう

③柔らかさ・硬度（熟化）
子宮口唇（外子宮口）を触診で行う．内子宮口の硬さには触れない

> **MEMO**
> 硬さが軟化することは熟化を意味し、熟化することによって頸管の展退や開大も容易になる

【外子宮口と内子宮口の開大が違う場合】
外子宮口は開大しているが、内子宮口は閉鎖しているなどがある．開大が小さい内子宮口を子宮口の開大とする．

【陣痛発作と間歇時とに開大に差がある場合や内診指を広げればそれによって子宮口も広がる場合】
圧が加わらない陣痛間歇時や無理に広げない状態の子宮口の大きさで表現する．

・子宮頸管の長さが3cmのままで短縮していない状態を展退0%とし、1.5cm残存しているものを展退50%とする．
・初産婦の展退の特徴は胎児の下降によって進むことである．経産婦は胎児の下降が見られなくても陣痛だけで展退、開大がみられる．

子宮頸部の熟化は、子宮収縮などの物理的刺激や、胎児先進部の下降・圧迫、ホルモン作用等によって起こる．

【硬度の判定】
硬さの程度を次の3つに分ける．
・硬 − （鼻翼状）
・中 − （弛緩した唇状）
・軟 − （マシュマロ状）

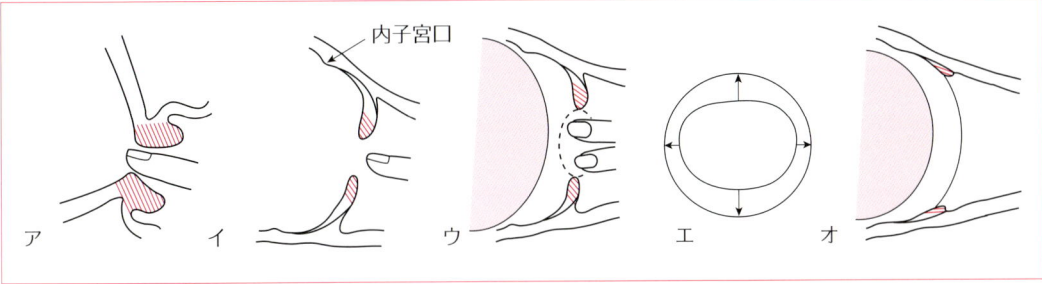

図1-2 頸管の開大（子宮口の内診）

ア 外子宮口と内子宮口の開大が違う場合：例えば外子宮口5cm、内子宮口3cm開大の場合、子宮口は3cm開大とする．頸管の長さは約3cmでその場合の展退は0%とする．
イ 子宮口の展退が進んだ状態：子宮口は3cm開大．内子宮口は消失、展退が進んだ状態．頸管の厚さが限りなく紙状に薄くぺらぺらに触れる状態は展退100%である．
ウ 子宮口の開大が進んだ状態：内診指は腟内に2本以上挿入しないため、2指以上開大したら、示指と中指を開く角度で開大を診断する．子宮口全開大近くなったら、頸管の残存も開大を診断するときに考慮する．
エ 前唇がかぶって開大が進む場合など、不平等に子宮口が開大する場合：この場合は、狭い方を開大とする．
オ 子宮口が全開大した状態：子宮口が全開大すると、子宮と腟の隔たりはなくなり、あたかも1つの通過管のように変化する．

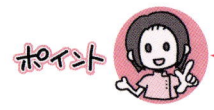

内診指を広げると頸管が容易に開大する場合は、陣痛が強くなったり、胎児の下降によって一気に開大が進む場合があります。「4cm 開大ではあるが頸管はとても軟らかく広げると容易に7cm ぐらいになりそう」「4cm 開大であるが発作時にリング状にパツンと硬くなる」などの情報は、分娩進行を判断するうえで大切です。内診所見を詳細に捉えることは正確な予測にもつながります。

④子宮口の位置

子宮口の向きを表す。仙骨側を後方とし、骨盤誘導線の方向を中、恥骨側を前方とする

胎児下降の過程において、始めに先進部は抵抗の少ない恥骨結合側に進む。そのため子宮口は、一時的に後方を向く、その後、子宮口は展退、開大とともに前方に位置するようになる（図1-3）。

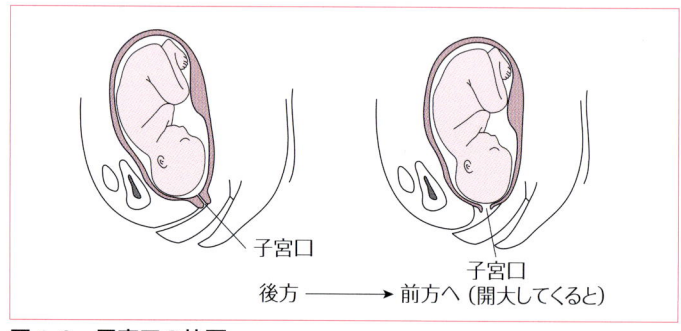

図1-3 子宮口の位置

子宮口の位置が一時的に後方に位置している時、内診で子宮口を触診できず、胎児下降により伸展した腟円蓋を児頭と判断してしまい、子宮口全開大と判断を誤る場合があるので注意します。

（4）胎児の骨盤内下降
①胎児の産道通過
（分娩機転）

分娩機転とは胎児が産道を通過する際の胎児の一連の受動的な動きを指し、胎児の回旋運動と下降運動の仕組みをいう

〈複雑な分娩機転の理由〉[9]

・産道は各部位によって、広さおよび形を異にし、方向（軸）も弯曲している。
・胎児もまた各部位によって、大きさ、形および屈曲性を異にしている。
・成熟児の頭部および肩甲の径線は産道の径線に比べてぎりぎり一杯である。
・胎児下降部の中で恥骨結合側に位置した部分が最も先進する。これは産道の恥骨結合側は仙骨側に比べ抵抗が少ないためである。

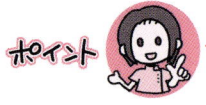

胎児が産道を通過するためには、胎児はいろいろな方向に屈曲、伸展、回旋（図1-4）を行わねばなりません。

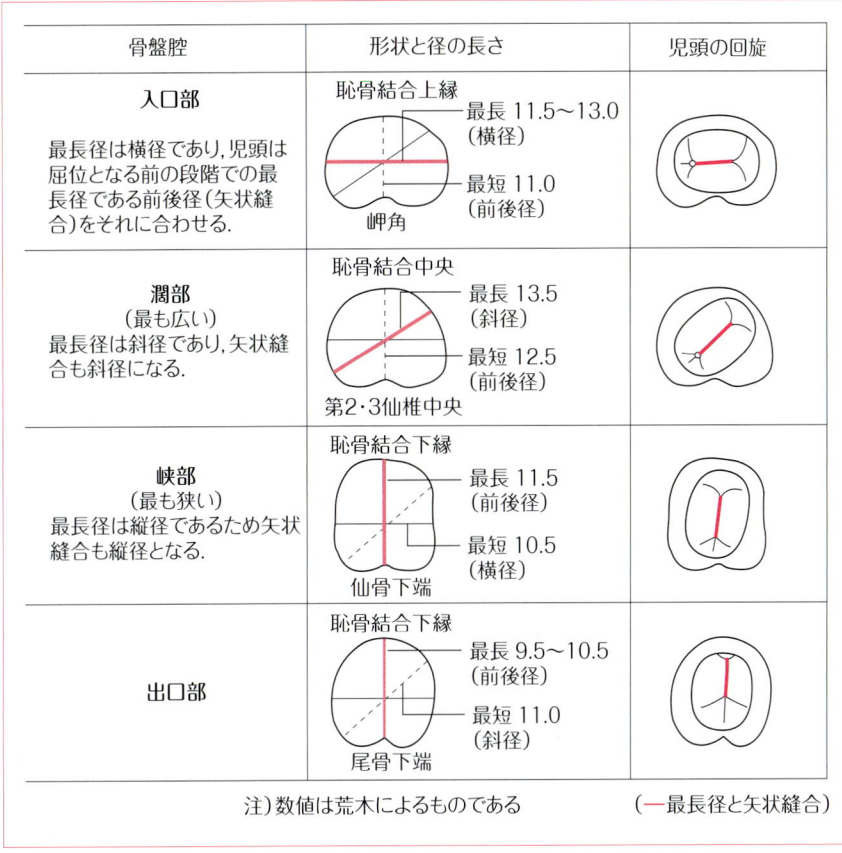

図1-4　骨盤腔と児頭回旋

② 児頭の骨盤進入

分娩の初期において児頭が骨盤入口に進入する際，児頭の矢状縫合は骨盤入口の横径に一致するが，矢状縫合は必ずしも正確に横径に一致せず，若干ずれて次の3つの場合がある．

a. 正軸進入（図1-5）

矢状縫合が骨盤入口のほぼ中央に位置し，左右の頭頂骨が入口面に対してほぼ同一の高さにあるものを正軸進入という．

b. 前頭頂骨進入（図1-6）

矢状縫合が骨盤後壁に近づき，前在の頭頂骨が先進して，低在にある場合を前頭頂骨進入という．経産婦に多い．

c. 後頭頂骨進入（図1-6）

矢状縫合が骨盤前壁に近づき後在の頭頂骨が先進して低在にある場合を後頭頂骨進入という．初産婦に多い．

すべての例が初めから正軸進入するわけでなく，初めに正軸進入が困難な場合は，まず1側の頭頂骨が仙骨岬あるいは恥骨結合を越えて骨盤内に入り，続いて遅れた頭頂骨が入って，正軸の状態になり嵌入が終わる．傾軸の状態が長く続く場合には以後の回旋に支障をきたす（図1-7）．

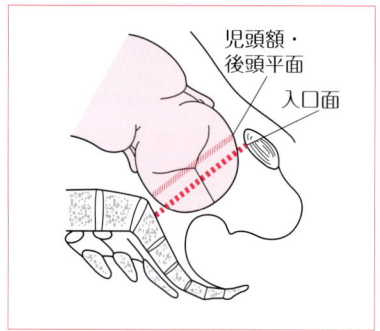

児頭額・
後頭平面
入口面

図 1-5　正軸（順軸）進入

前頭頂骨進入
入口面
後頭頂骨進入
入口面

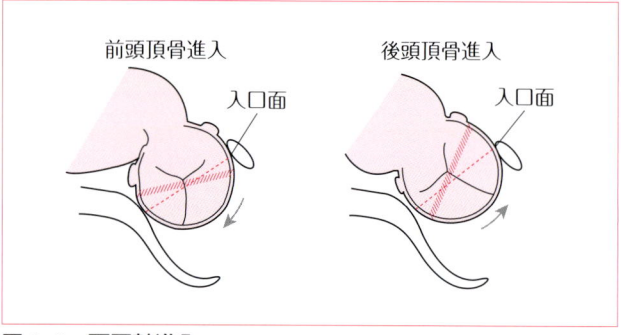

図 1-6　不正軸進入

・**前頭頂骨進入の場合**：分娩軸（骨盤誘導線）に沿った曲線ではなく，回り道をする．胎児の健康状態を十分把握しながら，分娩の進行状態を見極める．

・**後頭頂骨進入の場合**：児頭の分娩軸は母体の仙骨方向から恥骨結合の方へ向かう．恥骨結合側にある胎児の頭頂骨は圧迫され応形機能を示し，骨盤入口面を通過しなければならない．分娩は遷延する．

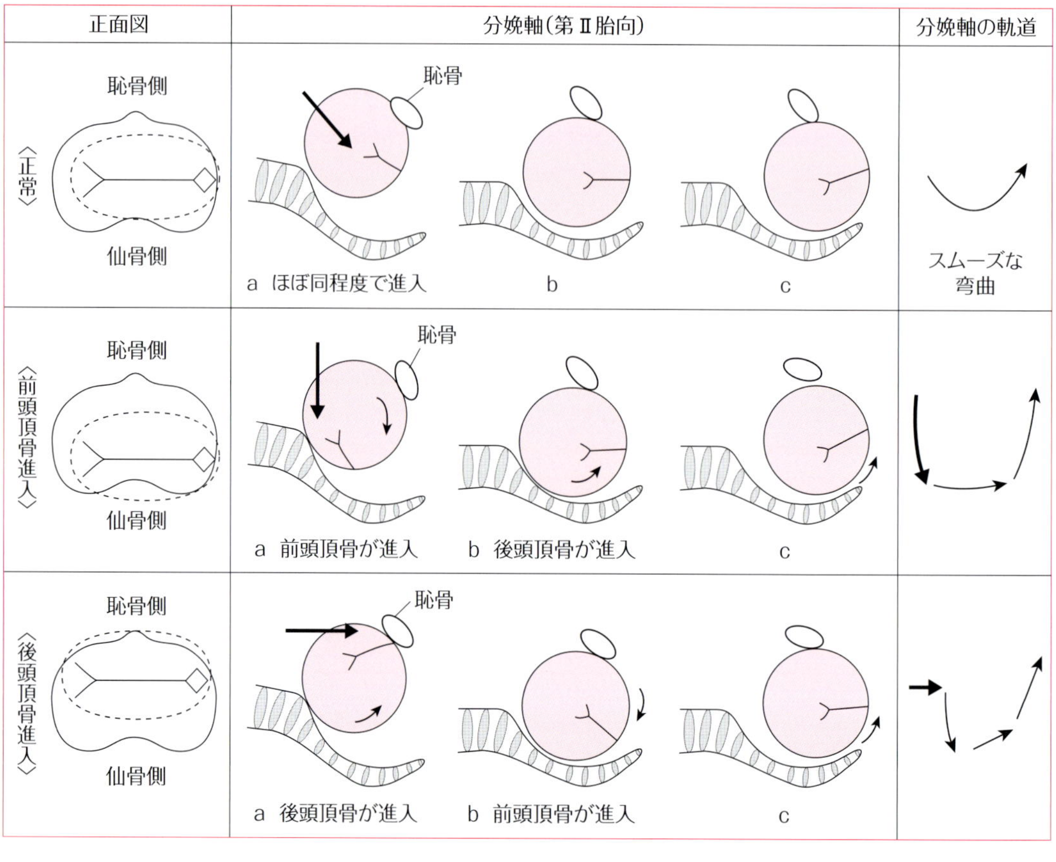

正面図
分娩軸(第Ⅱ胎向)
分娩軸の軌道
〈正常〉
恥骨側
仙骨側
恥骨
a ほぼ同程度で進入
b
c
スムーズな弯曲
〈前頭頂骨進入〉
恥骨側
仙骨側
恥骨
a 前頭頂骨が進入
b 後頭頂骨が進入
c
〈後頭頂骨進入〉
恥骨側
仙骨側
恥骨
a 後頭頂骨が進入
b 前頭頂骨が進入
c

図 1-7　前頭（後頭）頂骨進入から正軸の状態

③胎児の回旋
- 第1回旋：
児頭が骨盤入口にあるときは，矢状縫合は骨盤横経に一致し，大小の泉門は同高にあるが，陣痛によって児頭が圧下されると児頭は横軸の回旋を行って，頤（おとがい），顎（あご）が胸部に接近して屈曲し，小泉門が下降して先進する

〈変化〉
- 第1回旋の結果，児頭は33 cmの前後径周囲の代わりに32 cmの小斜径周囲をもって骨盤を通過する．
- この屈曲運動は児頭が骨盤底に達するまで行われる．

〈起因〉
娩出力は胎児の脊柱に沿って作用して児頭を圧下する．脊柱は，大後頭孔で児頭に接合するが，これは児頭の中心になくて後方に偏在する．この結果，後頭がより強く圧下されて，児頭は前方に屈曲し，小泉門が先進することになる．

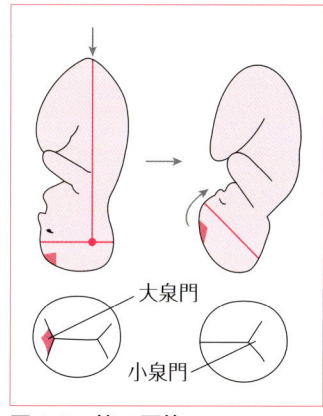

図1-8　第1回旋

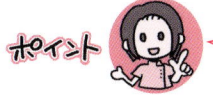

胎児の3つの基本姿勢
　屈位：あごを胸につけて屈曲している．
　四肢・手足を曲げている．
　両肩を前方に傾けている．
これによって筒状となり最も小さな体積の姿勢をとることができ，抵抗を少なくできます．

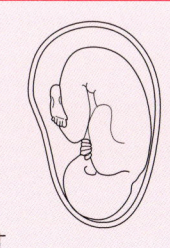

- 第2回旋：
児頭の先端が骨盤底に近づくと，縦軸回旋を行う．小泉門は側方から次第に前方に向かって回旋し，同時に大泉門は側方から後方に向かって回旋する

〈矢状縫合の変化〉
- 骨盤入口：骨盤横径に一致していた矢状縫合は，骨盤闊部に達すると，斜径に一致し，小泉門は斜め前方に大泉門は斜め後方に転じる．
- 骨盤出口：骨盤縦径に一致し，小泉門は前方に転じて恥骨結合に向かい，大泉門は後方に転じて仙骨窩に向かう．この回旋は，多くは児頭の先端が骨盤底に達するか，またはそれより少し早く始まり，児頭の最大周囲が坐骨棘間線を通過したころに完了する．
しかし初産婦では経産婦に比べて早く行われる．

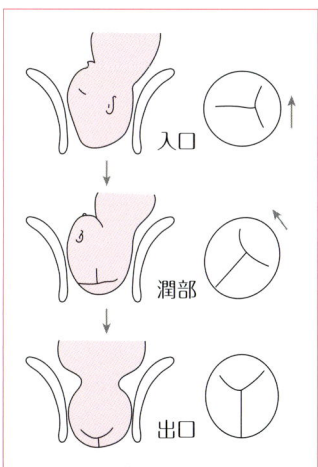

図1-9　第2回旋

〈起因〉
- **坐骨棘説**：骨盤後方において坐骨棘が抵抗となり，先進部は抵抗の少ない骨盤前方に向かう．
- **肛門挙筋の構造による説**：肛門挙筋の抵抗は強いので横または斜めに進入してきた児頭はその最大径線を骨盤の前後径に一致するように強制される．
- **Sellheim の説**：彎曲した円筒内を弾性のある円柱が通過する際，円柱の屈曲性の強い側面が彎曲の内側に向かうように円筒内で回旋する実験がある．児頭は第1回旋で屈位であるため，児背に戻りやすい円柱とみなされ，したがって産道通過に際し，児後頭側が彎曲内部に相当する骨盤前方に向かう．

- **第3回旋**：
横軸回旋，第1回旋とは反対の反屈すなわち伸展運動で，児頭が骨盤出口から出ようとする際に行われる娩出機転である

児頭が陰門を通過する直前となると後頭は恥骨弓下に現れ，項部は恥骨結合の下縁に支えられる．ついで頤は次第に胸部を離れて児頭全体は反屈伸展し，頭頂，前頂，額，顔面，頤が相次いで会陰を滑って陰門外に出て，ついに全児頭が娩出する（図1-10）

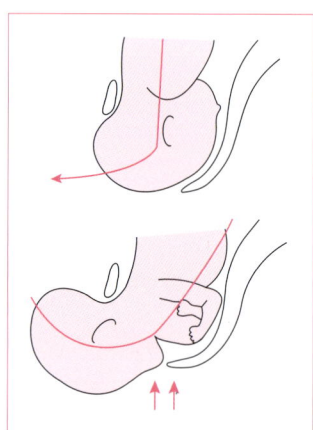

図1-10　第3回旋

- **第4回旋**：
すでに娩出して母の股間にあった児頭は，縦軸回旋を行い，後頭および顔面は母体の側方に向かい，分娩開始前の胎向になる

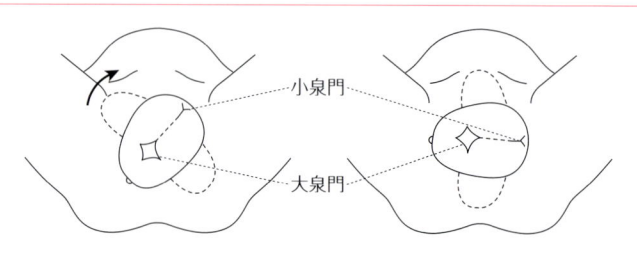

母体の前方にある肩甲（第1胎向では右肩甲）が前方へ回旋しながら先進し，児頭はこの回旋に従い，第1胎向では時計の針と同方向に回旋し，児の顔面は母体の右大腿内側に向く．

図1-11　第4回旋（肩甲回旋）
（我部山キヨ子編：臨床助産師必携．第2版，p.234，医学書院，2006．）

（5）胎児の骨盤内下降度の診断方法

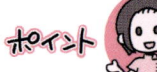

下降とは，分娩進行中は続けてみられる動きで，同時に嵌入，屈曲，内回旋，伸展などの一連の動きを伴います．

①骨盤内下降度の表現法

a. 坐骨棘を基準とする方法（DeLee の station）（図 1-12）

児頭の先端と坐骨棘間の関係をいう．

【基準】
- station 0 とは，児頭の先端が坐骨棘間径まで下降した状態
- 児頭の先端が坐骨棘間経より上方にあれば－1，－2，－3，下方にあれば＋1，＋2，＋3，で示す．
- **Station ＋1**：児頭先端が坐骨棘間線より下方 1cm にある
- **Station －1**：児頭先端が坐骨棘間線より上方 1cm にある

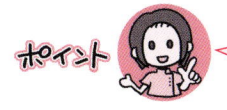

> 産道はまっすぐ直線的ではなく，弯曲しています．そのためプラスの向きとマイナスの向きでは向かっている方向が違います（図 1-12）．先進部に産瘤が形成されると，下降度が過度に表現されることがあります．

b. ホッジの平行平面を基準とする方法（図 1-13）

骨盤入口面を第Ⅰ平面とし，これに平行な平面で，恥骨結合下縁を通る面を第Ⅱ平面，坐骨棘を通る面を第Ⅲ平面，尾骨先端を通る面を第Ⅳ平面とする 4 つの平面をいう．

【基準】
先進部が第Ⅱ平面にまで下降すれば，児頭最大周囲は入口面を通過したと判断できる

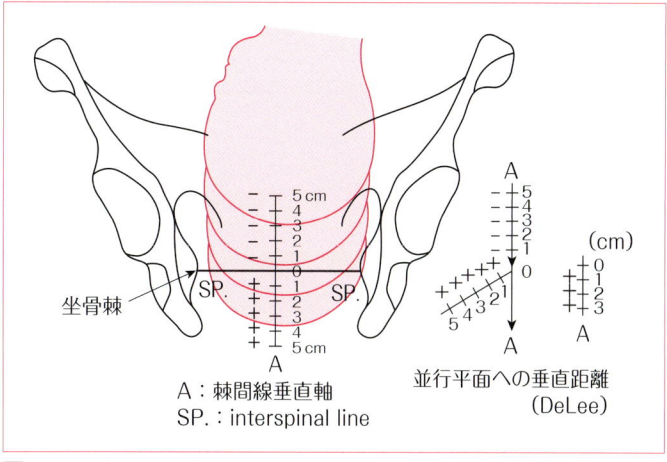

図 1-12　DeLee の station

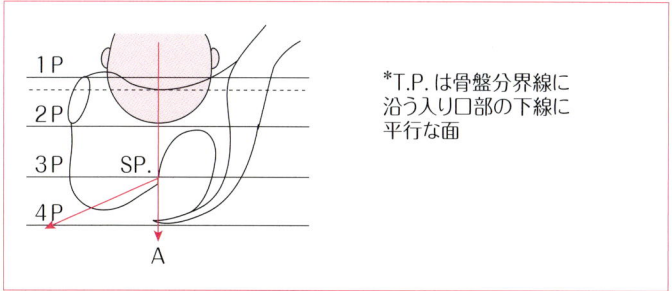

図 1-13　Hodge の平行平面系

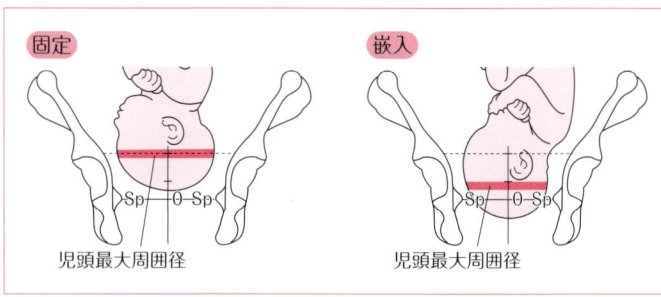

図 1-14　固定と嵌入

c. 児頭の移動性

・**浮動**：児頭がまだ骨盤入口にほとんど進入せず，浮動している状態（floating）
【診断】
・レオポルド触診法（第 3 段，第 4 段）にて，児頭が恥骨結合上に乗っている感じ，丸く触れぐらっと揺れ動く感じがある．
・内診にて先進部は高く，先進部を押すと，容易に浮上する．

・**固定**：胎児の下降部とくに児頭が骨盤入口を目指して下降しはじめ，その最大通過面が，骨盤入口面に近づいて移動性を失った状態をいう．
【診断】
・内外診にて容易には児頭は移動しない．
・児頭の先端が坐骨棘間径まで下降している（station 0）（Hodge 平行平面 Ⅲ）．
・内診指が恥骨結合上縁を触れ得ない．
・児頭の最大通過面が骨盤入口を通過していない．

・**嵌入**：児頭の最大周囲が骨盤入口を通過して下降したもの
【診断】
・レオポルド触診法，内診法により行う．内診指で児頭先進部が坐骨棘まで下降していれば，嵌入していると判断してよい．

② 下降度の診断法
a. 外診法

＊レオポルド触診（図 1-15）
第 3 段と第 4 段を中心に骨盤内への先進部の嵌入度を診断する（胎児が屈位をとっていないと顎が触れる）．

＊胎児心音最良聴取部位の変化
胎児心音最良聴取部位（歯切れが良くきれいに聞こえる部位）は，骨盤内への先進部の下降とともに変化する．その変化の度合いから下降度を判断する．最良聴取部位は胎児の下降によって正中線へ近づく（図 1-16）．

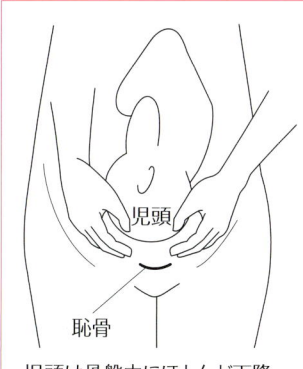
児頭は骨盤内にほとんど下降していないため，恥骨と児頭の間に指が入る

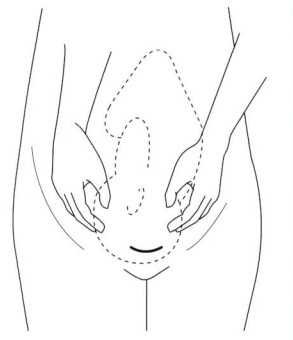
児頭は骨盤内に十分下降しているため，恥骨と児頭の間に指はほとんど入らない

図 1-15 レオポルド触診法による下降度の診断

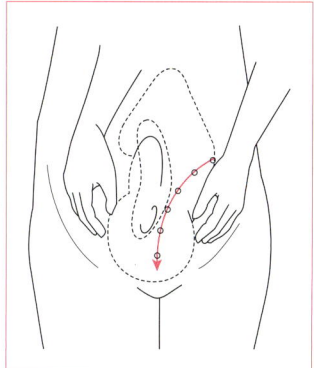
図 1-16 胎児心音最良聴取部位の変化（第 1 胎向の場合）（。は胎児心音最良聴取部位）

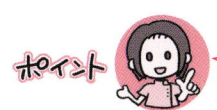

児頭が高く恥骨と児頭の間に指が十分入る場合は，分娩はまだ進んではおらず，よって内診する必要性はないといえます（図1-15）．

b．内診法

＊**恥骨結合後面の触知による方法**

恥骨結合後面（内診所見）で下降度を判断する．

【内診所見と児頭下降の関係（図 1-17，表 1-1）】

ⓐ児頭が骨盤入口より上にあるときは，内診指で恥骨結合の上縁を触れる．ホッジの平行平面Ⅰ（ⅠP）に相当する．腹部触診にて恥骨と児頭の間に指が入る．

表 1-1 正常分娩における内診所見の対応関係

児頭先進部下降度	Hodge の平行面	内診指触知	坐骨棘	児頭の位置	児頭の移動性
－6（cm）	恥骨結合上縁分界線平行面（ⅠP）	恥骨結合上縁		骨盤入口より上	浮動
－5	分界線平行面	↓		↓	
－4		恥骨結合後面		↓	軽度固定
－3	恥骨結合下縁平行面（ⅡP）	2/3	児頭先進部の下方に触れる	骨盤入口部	↓
－2	↓	↓		（高在）	固定
－1	↓	恥骨結合後面 1/2		↓	嵌入
±0	坐骨棘間線平行面（ⅢP）	↓	児頭先進部と同高，側方に触れる	骨盤濶部	↓
＋1	↓	1/3		（中在）	↓
＋2	↓	↓		↓	深く嵌入
＋3	尾部先端平行面（ⅣP）	下縁のみ	先進部の後測方に触れる	骨盤峡部	
＋4		骨盤壁のどの部分にも触れない		（低在）	
＋5				骨盤出口部	
＋6					

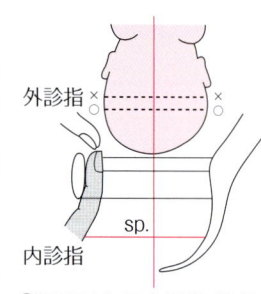 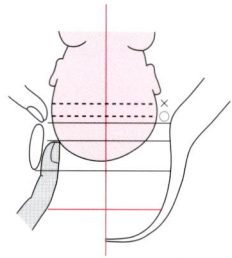 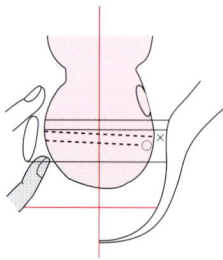
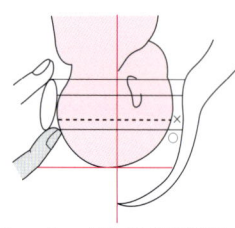 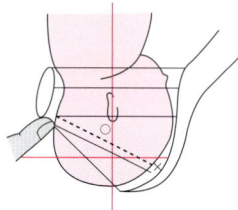 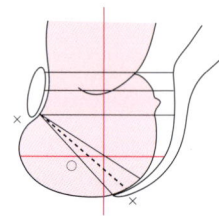

ⓐ児頭は入口上浮動．恥骨結合後面は全部触れる．指頭挿入不可．

ⓑstation －3～－4 cm．児頭は入口部にあり，軽度固定している．恥骨結合後面 2/3 を触れる．

ⓒstation －1～－2 cm．児頭は入口部から濶部上腔にあり，固定から嵌入の状態．高在．恥骨結合後面下 1/2 を触れる．坐骨棘は先進部の下方にある．

ⓓstation ±0．児頭は濶部にある．中在．恥骨結合後面下 1/3 を触れる．坐骨棘は先進部側方にある．

ⓔstation ＋3 cm．児頭は峡部にある．低在．恥骨結合後面は下縁のみ触れる．坐骨棘は先進部後側方にある

ⓕstation ＋5 cm．出口部．会陰膨隆

○---○ 児頭大横径
×---× 児頭の骨盤軸に直角な最大径

図 1-17　児頭の station と内診所見
（坂元正一・他編：プリンシプル産科婦人科学 2，p.274．メジカルビュー，2000 より．外診指の向きは筆者修正）

ⓑ児頭が骨盤入口に進入すると，恥骨結合の後面は，なお触れるが，上縁は触れない．station －3～4．児頭は固定してきている．

ⓒ児頭が骨盤入口部にある場合，恥骨結合後面の下半分および坐骨棘は触れるが，これ以上の骨盤の部分は触れ得ない．腹部触診にて恥骨と児頭の間に指は入らない．ホッジの平行平面Ⅱ（ⅡP）に相当する．station －1～2．児頭は固定から嵌入の状態

ⓓ児頭が骨盤濶部にある場合は，坐骨棘は触れる．児頭の最大周囲面が骨盤を通過しているのは，station ±0（ホッジの平行平面Ⅲ（ⅢP）

ⓔ児頭が骨盤峡部にある場合，骨盤の前後壁のどの部分も触れ得ない．ホッジの平行平面Ⅳ（ⅣP），station ＋3

＊陰裂または肛門からの距離を測定する方法

・内診で陰裂から胎児先進部先端までの距離を測定し，10 cm 以上では未固定，6～8 cm で児頭の最大径周囲面が骨盤入口にあると推定する．
・示指のつけ根まで挿入できれば 10 cm 以上，指関節上部までならそれ以下と推定できる（図 1-18）．

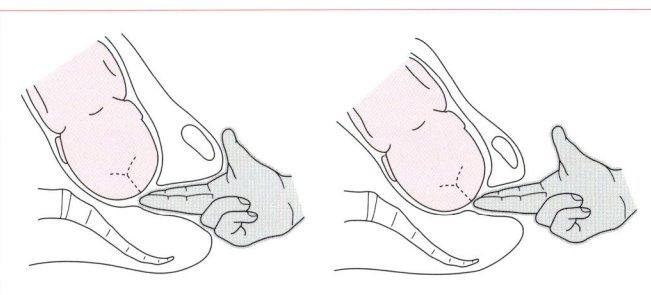

図 1-18　陰裂から児頭先端部までの距離の測定
(倉智敬一・他：目で見る分娩取扱いの実践．p.19．医学書院，1983)

(6) 内診所見
①ビショップスコア

点数化して子宮頸管成熟度を表現する（表1-2）．合計点数が，9点以上を成熟していると判定し，分娩発来は数日以内と推定される

妊娠末期には子宮頸部が軟化，短縮，開大して分娩準備状態を整える．このような頸管成熟度の指標としてビショップは頸管開大度，展退度，児頭の位置（先進部の高さ），頸部の硬さ，子宮口の位置の5因子についてscoring（13点満点）を設定した．（文献：産科婦人科用語集，用語解説集）

表 1-2　ビショップスコア（内診所見採点基準）

因子＼点数	0	1	2	3
頸管開大度（cm）	0	1〜2	3〜4	5〜6
展退（％）	0〜30	40〜50	60〜70	80〜
児頭位置	−3	−2	−1〜0	+1〜
頸部の硬さ	硬	中	軟	
子宮口位置	後	中	前	

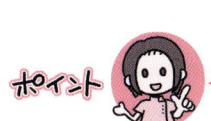

> 内診所見の正確な診断は，重要な分娩進行の判断根拠となります．点数化して客観的に伝えることも大切ですが，刻一刻と変化する分娩第1期では子宮口がある程度開大した後は，前回の内診からどのように変化しているかを詳細に捉えることが大切です．たとえば子宮口の開大が変わらなくても，軟らかくなってきている，児頭が下降してきているなどの所見があれば，分娩は進行していると診断することができます．

②児頭回旋の診断

内診指が容易に2指以上挿入可能で，かつ破水後であれば，回旋の診断はしやすくなる．胎胞が著明の場合は間歇時，胎胞の緊張がない場合に行った方がわかりやすい．

＊小泉門，大泉門，矢状縫合の関係からの診断

胎児下降部の回旋状態を判断するには，先進部の特徴を知ることが大切である．

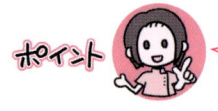

先進部の特徴を覚えておきましょう．
小泉門：矢状縫合と後頭縫合の3縫合が合する部分で，矢状縫合の反対側に後頭結節を触れる．
大泉門：矢状・冠状・前頭縫合が合する場所にできる菱形の骨間隙である．骨重積が著明になると間隙はなくなるので4縫合から判断する．
矢状縫合：左右頭頂骨間の間隙であり，両端に小泉門と大泉門を触れる．分娩時には骨重積ができるため，両頭頂骨縁の重なりとして触れるが，この部分に産瘤ができると触れにくくなり診断が困難となる．
前頭縫合：一端に大泉門を，他端に鼻梁を触れる．
冠状縫合：一端に大泉門を他端に耳の前部を触れる．
後頭縫合（人字縫合）：一端に小泉門を他端に耳の前部を触れる．

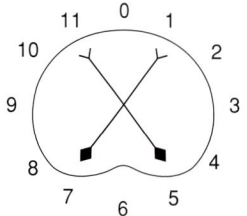

〈回旋の表現方法〉
矢状縫合は縦・斜・横と表す（第1斜径—時計で1時，7時方向／第2斜径—時計で11時，5時方向）．
泉門については，小泉門1時，大泉門7時のように表す．

■ **＊方位点を用いる方法**

・英米方式：児頭の下降部のなかの1点を方位点とする．胎位により次の5つに指定する．

　後頭位は後頭部　occiput（O）
　額位は額部　　　fronts（F）
　顔位は頤部　　　mentus（M）
　骨盤位は仙骨　　sacrum（S）
　横位は肩甲骨　　scapula（Sc）

・方位点が母体骨盤のどちらに向かうか（方向）を示すために，

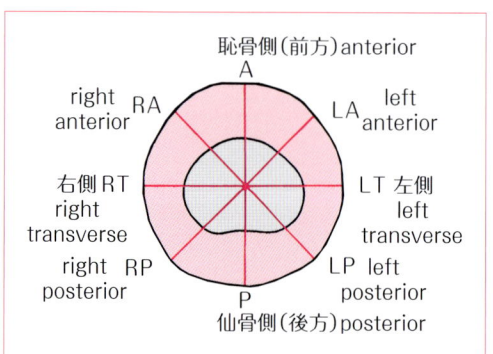

図1-19　骨盤内の表現法

骨盤を下から見て，前方から時計回りに8方向に区分する．（図1-19）

（7）分娩の所要時間
（分娩第1期，2期までの所要時間）

> **MEMO**
> 分娩の所要時間とは，分娩開始から胎盤娩出までの時間．分娩所要時間の生理的限界は初産婦で30時間，経産婦で15時間でそれ以上を遷延分娩という

分娩所要時間は分娩が終了して経過した時間によって診断される．しかし，分娩の開始時間や，内診所見から分娩第1期，2期の経過時間を判断し，順調に分娩は進行し，平均的な所要時間で分娩は終了するのか，分娩の遅延の可能性があると予測されるのかを経過の途中で判断することも必要である．
（分娩所要時間の表はp.30　参照）

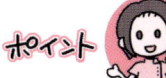

・分娩の遅延を経過の途中で診断し，その原因は何かを明らかにし対処することにより，これ以上の遅延を防止し母児の危険を避ける必要があります．
・分娩経過が軌道修正され，正常範囲内での所要時間で経過できます．
・分娩所要時間は第1期の長さにかかっています．

（8）出血

> **MEMO**
> 胎児娩出前の出血の原因には，前置胎盤，低置胎盤，常位胎盤早期剥離，静脈瘤破裂などがある．いずれも緊急処置が必要な出血である

分娩時，ある程度の出血は頸管の開大などの生理的な機転としてみられる．分娩経過のどの時期か，出血状態が生理的範囲内かどうかをアセスメントし，異常出血がみられたら，すばやく対処する．

【異常出血の鑑別】
・鮮血である（血管が破綻して出血した状態）
・出血量が多い
・持続的な出血である（止血しない）

（9）破水

・分娩開始後，早い時期に破水（早期破水）が起こった場合，分娩経過が長時間に及ぶことが予測される．羊水量が充分にない場合には，一回一回の陣痛が直接胎児に影響し，今後，胎児にかかるストレスが大きいと判断できる．
・先進部が固定する前の破水は臍帯脱出の危険性がある．
・破水したら24時間以内に8割，48時間以内に9割が分娩になると言われている．また破水後24時間経過すると感染のリスクが高くなる．

①破水の診断
a. 産婦の自覚症状

・羊水が流れたような感じがあったという自覚
・外陰部がしめっているという訴え
・ナプキンが濡れていたなどの訴え

b. 視診　　　　　　　　・外陰部から羊水が流出している．
　　　　　　　　　　　　・ナプキンに羊水が付着している（羊水は特有な臭いがする）．

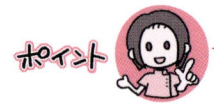

産婦の自覚症状は，確定診断にはなりませんが破水の診断につながるものなので産婦の訴えを十分に聴くことが大切です．また，自覚症状を事前に伝えておくことは産婦の気づきを促し，結果的に，破水の診断をより早くできることにつながります．

c. 内診所見　　　　　　・陣痛発作時に，卵膜の緊張，胎胞の形成がみられない．
　　　　　　　　　　　　・内診した指に卵膜を介すことなく直接先進部を触れる．

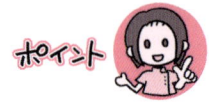

前羊水が少ない場合は，卵膜の緊張や胎胞の形成がみられないこともあります．また，高位破水の場合は卵膜を触れることがあります．内診指による診察は感染の危険性を助長させるので慎重に行います．

d. 破水の検査　　　　　上記の方法で破水が確定できない場合，あるいは正確な破水の診断を要する場合は，表1-3のような検査で破水の診断を行うこともある．

表1-3　破水の診断方法

1. 視診による診断法（腟鏡診）
2. 頸管，腟より採取した流出分泌液を用いる方法
   1）化学的方法
      a. pH測定法，Brom-thymol-blue（BTB）法，Nitrazine法（エムニケーター）
      b. 羊水シダ状結晶検出法
   2）細胞学的方法
      a. 胎児由来細胞検出法（蠹毛，オレンジ細胞，脂肪球，メコニウム小体）
   3）生化学的方法
      a. コリンエステラーゼ検出法（アコレスト試験紙）
      b. 癌胎児性フィブロネクチン検出法（ロムチェック）
      c. α-フェトプロテイン検出法（アムテック）
      d. Insulin-like growth factor-biding protein-1（IGFBP-1）検出法（アムニテスト）
      e. hCG検出法（妊娠診断用キット）
3. 子宮腔内色素注入法（Evans blue, Methylene blue, fluorescein, phenol-sulfo-phthalein）
4. 羊水鏡検査
5. 超音波断層法
6. その他

（「周産期医学」編集委員会編：周産期医学必修知識．第5版，東京医学社，2001）

②破水時の対応

a. 破水時の観察　　　　・**羊水の性状，色**：
　　　　　　　　　　　　　無色透明あるいは白濁－正常
　　　　　　　　　　　　　混濁，黄緑色粘調－胎児の低酸素状態

血性－臍帯の卵膜付着，胎盤早期剥離
- **流出量**：「たくさん，流れた」「流れるのが止まらない」「少し流れてその後は出ない」など，流出した量を産婦の訴えや観察「ナプキンがぐっしょり濡れていて重い」などから推定する．児頭がまだ十分に骨盤内に下降していない場合は，最初の破水後も羊水の流出がみられる．羊水過多の場合は流出量が多い．
- **破水の時間，時期の確認**：何日（妊娠何週と何日），何時何分頃
- **分娩のどの時期に起こったのか**：破水は通常陣痛が開始して，子宮口が全開大になった時点で起こる（適時破水）．これに対して，分娩が開始する前の破水を前期破水という．前期破水は，感染や分娩異常を起こす危険性が高くなる．母体の発熱などを含めた感染徴候と合わせて注意して観察していく．
- 羊水の流出と分娩の進行状態：破水感を訴えても，羊水流出がほとんどない場合は，前羊水が少ないか，高位破水，また，児頭の下降が進んでいないことが考えられる．

b．胎児の健康状態の確認

胎児心音を聴取し，破水後に変動はないか確認する．

c．今後の経過の予測

破水の時期の診断，流出した羊水量，AFI，羊水の性状，などから今後の分娩の経過と胎児の健康状態を予測する．

（10）分娩第2期の徴候

分娩第2期は，子宮口が全開大していることを確認して判断するが，内診は頻繁に行わない方がよいため，分娩第1期の終わりから第2期の初めに至る時期を確認して区別することは難しい．次の徴候によって判断することもできる

〈分娩第2期に近づいた徴候〉
- **我慢できないいきみ**：胎児の下降が進み陣痛が強くなると自然に怒責感が出てくる．産婦が自分でコントロールできない陣痛となり，さらに腹圧が加わって共圧陣痛となる．
- **肛門部あるいは外陰部の圧迫されるような疼痛**：胎児の下降に伴い，産痛を感じる場所が腰部から肛門部や外陰部に下降してくる．肛門圧迫感と同時に排便感も出てくる．
- **陰裂の哆開**：外陰部を観察すると先進部の下降により陰裂が哆開してくるのがわかる．
- **肛門の哆開**：同様に肛門も哆開する．時に排便がみられることもある．
- **先進部または胎胞の排臨**：陰裂間から胎児先進部や胎胞が見え隠れしてくる．
- **会陰の膨隆**：産道内において胎児先進部が骨盤底に達し第3回旋に移行すると，外診では会陰が膨隆してくるのがわかる．
- **自然破水**：適時破水の場合，分娩第1期の終わり頃に破水がある．

・嘔吐：分娩第1期の終わり頃になるとプロスタグランジンの分泌作用により嘔吐する場合がある．

3）分娩進行に伴う母体の全身状態の確認

（1）一般状態

分娩は産婦にとって激しい労作であり，それに伴って全身の状態も変化を受ける．全身の変化が生理的範囲内なのか逸脱状態なのかを判断する

〈バイタルサインの変化〉

・分娩による筋肉労作によって分娩中の体温は上昇し，陣痛発作時はさらに上昇する．しかし発汗などの体温調節機能によって計測上はわずかに上昇する程度である．
・産婦の呼吸は一般的に増加している．不安の強い産婦は過呼吸になることがある．
・脈拍は頻脈傾向で陣痛発作時に上昇し間歇時に戻る．血圧は心拍量の増加とアドレナリンの分泌により上昇するが，生理的には最大血圧が 150 mmHg を超えることは少ない．

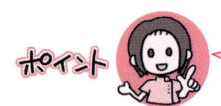

バイタルサインは次の点に注意して観察します．
体温は 0.1℃〜0.2℃上昇するが，38℃を超えていないか
呼吸数は毎分 21〜26 回程度，呼吸に異常はないか
脈拍は一般に頻脈になり，緊張が増している．
過換気症候群を起こしていないか
仰臥位低血圧を起こしていないか

（2）全身の疲労の状態

疲労症状（自覚症状と他覚症状）をキャッチし，適切な対応が必要である

疲労は長時間の活動の結果から生じる人間のひとつの心身状態の変化を示すもので，休みたい，眠りたい，緊張から解放されたい，と思う人間の正常な反応であるとされている．
分娩時の疲労の症状は疲れた表情がみえるだけのものから，微弱陣痛など分娩進行へ悪影響をもたらすものなど，さまざまである．

a．自覚症状

・疲れた，眠い
・痛い，耐えられない

b．他覚症状

・活気のない表情，顔色不良，反応がかなり遅れる
・陣痛に自分から対処できていない
・微弱陣痛（陣痛の発作が弱くなってきた．間歇も長くなってきた　など）

4）分娩の予測
分娩経過の予測，娩出時間の予測，児に関する予測を行う

〈分娩の予測の必要性〉
・産婦自身が，今後どのような経過をたどると判断できるのかの予測を知ることで，これから体験する分娩に対しての心構えができる．
・物的・人的準備を万全にすることで危険を回避し，産婦側も医療者側も安心して分娩に臨めるようにする．
・その人らしさが発揮できるお産を実現するために，その人に合った適切な援助を考えることができる．
・ケアを行ううえで，正期産以外の時期を明確に予測判断すること（早産，過期産）は大切である．

（1）分娩経過の予測
①胎児と産道の均衡がとれているか

a．骨産道の大きさ

身長 150 cm 以下，とくに 145 cm 以下の場合は，骨盤が小さめの可能性がある．また，骨盤，脊柱，下肢や関節の疾患は骨産道の変形を伴い，経腟分娩へ支障をきたす場合があり，慎重に問診を行う．

＊骨盤外計測
外結合線が 18 cm 未満は狭骨盤を疑う．その他骨盤外計測値が，平均より 1.0 cm 以上短縮している場合は，狭骨盤を疑い，注意深くケアにあたる．

b．胎児の大きさ

（児に関する予測の項目 p.25　参照）
均衡がとれているかどうかを判断するための胎児の大きさを診断する．

c．均衡がとれているか

・胎児と母体骨盤の間に大きさの不均衡はないかどうか診断する．
・母体の骨盤の大きさに対して，標準より大きめの胎児であると判断できる場合は，分娩が停止するなど，進行に影響をもたらす可能性がある．
・母体の骨盤の大きさに対して，標準より小さめの胎児であると判断できる場合は，急速に分娩が進行する可能性がある．

> **ポイント**　BPD（児頭大横径）が大きいと母体骨盤の各径線を考慮して，分娩が遷延する可能性も考えておきます．胎児の大きさとともに BPD にも着目しましょう．

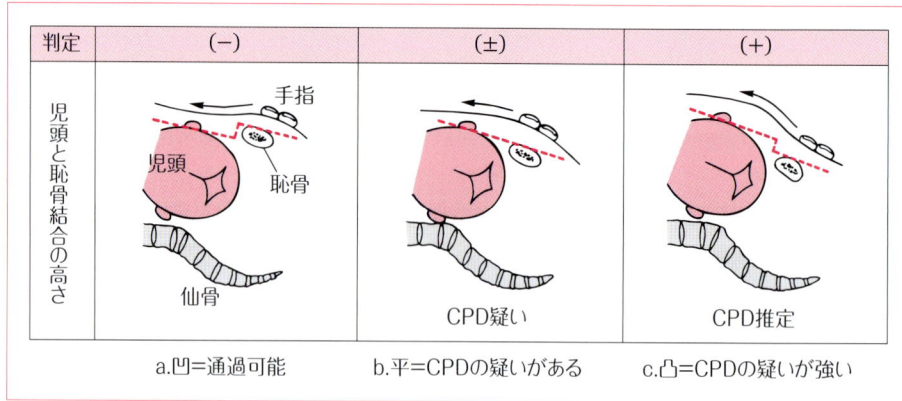

図1-20　ザイツ法（鈴村による）

＊ザイツ法（図1-20）
児頭前面と恥骨結合前面との高さの位置関係からCPD（Cephalo-pelvic disproportion）を推測する機能的診断法。母体と胎児には侵襲がない方法である。
ザイツ法が＋または±の場合は、分娩の進行状態を注意深く観察していく。ただし、均衡がとれているかどうかは、骨盤の大きさや、胎児の大きさのみで決定されるものではなく、骨盤と胎児の相互関係である。

②分娩を妨げる因子はないか

a. 軟産道の状態	伸展性に影響するもの：年齢（高年、若年初産など、子宮筋の機能不全など）、分娩の回数（頻回分娩など）、外陰部の瘢痕、肥満度など
b. 娩出力の状態	娩出力に影響するもの：母体の疲労、腹壁の過度伸展、児の下降不良（回旋異常など）
c. 胎児および付属物の状態	胎児および付属物に影響するもの：胎児の数と大きさ、健康状態、回旋異常、羊水量（羊水過多などの子宮の過度伸展）、破水、胎盤の位置異常
d. 産婦の一般状態	合併症の有無、疲労、バイタルサイン、心理面など
e. 膀胱・直腸の充満	膀胱・直腸の充満は胎児の下降を妨げ、分娩進行に影響を及ぼすため、排尿排便の有無を確認する。
f. 産痛の状態	・痛みによって全身の筋肉が緊張し産道や骨盤底筋群も緊張する。産道の抵抗が強まると胎児の下降も妨げられ、分娩時間も

	延長する． ・産痛の状態が分娩進行に影響を及ぼしているのかどうかを診断する．
g．産婦の分娩に対する取り組み	・妊娠の受容，バースプラン，出産に向けての準備状態　母親学級の受講の有無，必要物品の準備状況，妊娠分娩歴，過去の体験の満足度 ・家族の関わりなど
③**現在の分娩進行度の診断** 　分娩進行の速度（子宮口開大速度と児頭下降速度）を診断する	急激に進行しているのか，平均的な速度で進行しているのか，進行が遅れているのかを診断する．

＊フリードマン曲線から分娩進行度を判断する

フリードマン曲線は，分娩進行に伴う頸管開大度と経過時間との関係を示したものである．

分娩第1期を潜伏期と活動期に分けている．潜伏期の頸管開大はゆっくりだが，その間に頸管の熟化や展退が進む．その後，活動期に入ると頸管は加速的に開大する．そのため頸管開大度と時間との関係を示すグラフはS字カーブを描いた曲線となる．

〈潜伏期〉
潜伏期の頸管開大は，2.0〜2.5cmで，この時期の頸管開大と児頭下降は緩徐で，この時期の長短が全分娩所要時間を左右する．

> **ポイント**　潜伏期が初産婦で20時間以上，経産婦で14時間以上経過する場合，潜伏期遷延と診断されます．微弱陣痛や児頭骨盤不均衡が存在しないのであれば，頸管の熟化不全が考えられ，逆に頸管が十分に熟化していないのであれば，比較的穏やかな陣痛であることが状態にあっているともいえます．

〈活動期〉
・活動期は，加速期・極期・減速期の3期に分けられる．
・加速期では頸管開大の促進が認められ，極期では頸管が急速かつ直線的に開大し，児頭の下降が始まり，減速期では児頭先進部が急速かつ直線的に下降する．
・骨盤に比べて胎児が大きいと頸管が開大してもその後分娩が停滞するという「減速期」の遷延をもたらす．

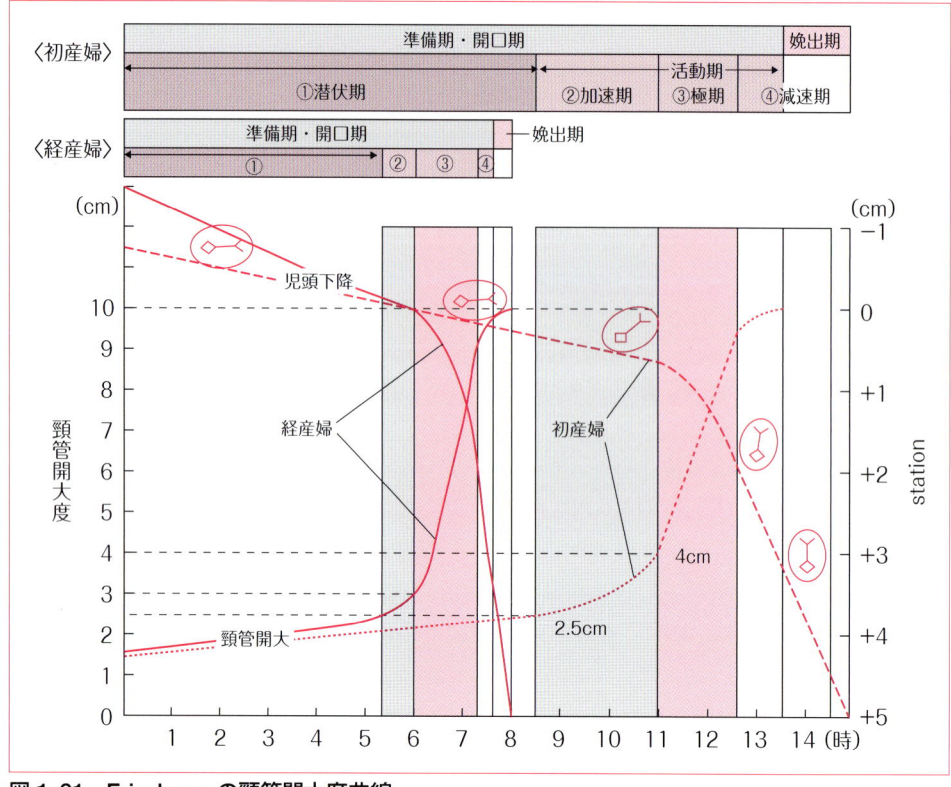

図1-21　Friedmanの頸管開大度曲線

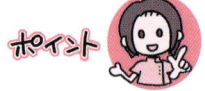 特に初産婦では，頸管開大7～8cmで先進部下降が起こりはじめ，8cm以降は急激に進行します。

〈フリードマン曲線の経過の診断の実際〉
・有効陣痛が来ていない場合はこの曲線にのせられない（この曲線を活用できない）
・現在の子宮口開大からあと何時間で分娩になるのか予測診断をする
・個々の産婦の経過をこの曲線に当てはめてみると，（曲線は）初産婦・経産婦各々に応じたカーブを描いているかを診断する．描いていない場合，カーブが急になる要因あるいは，緩やかになる要因を特定し，ケア計画につなげる．例えば分娩を促進したほうがいいのか，休ませたほうがいいのか，分娩進行へのアクセルとブレーキを使い分けるなど．

④**分娩経過の総合的な診断，予測**

現在の分娩進行度の診断を踏まえ，今後どのように経過すると予測できるのかを分娩の3要素と産婦の状態を関連づけて，総合的に診断，予測する．

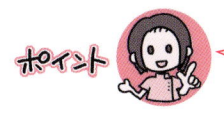

- 経腟分娩できるのかどうかを診断します（分娩様式の予測）．
- 分娩所要時間は正常範囲内で経過できるのかを診断します．
- 時間のみではなく胎児の状態も判断して今後の経過の予測をすることが大切です（児は経腟分娩というストレスに十分耐えられるかどうかなど）．

⑤分娩時間，児娩出時間の予測

児は何時頃出生するかを予測する．（分娩の経過の予測と関連する）

⑥胎盤娩出時間の予測

既往歴を把握して，胎盤の娩出時間を予測する

〈剥離や娩出を阻害する因子〉

- **後産陣痛の微弱**：子宮収縮が弱いために，胎盤の剥離が遅れる．
- **外傷，炎症などによる子宮内膜基底部層の欠損**（過度掻爬，胎盤用手剥離），
- **子宮の手術瘢痕**（帝王切開後，筋腫核出後）
- **子宮奇形などがある場合**：胎盤の癒着が予測される[9]．
- **胎盤の卵管角や子宮側壁付着**：卵管角や側壁は内膜や子宮壁が元来薄いため，絨毛が深部まで侵入したり，子宮筋の収縮不全をきたし，剥離困難をおこす．
- **胎盤の異常**：膜様胎盤，副胎盤，重複胎盤，周郭胎盤，前置胎盤などは剥離困難をおこす．
- **膀胱直腸の充満**：膀胱直腸の充満は，子宮下部・頸管を機械的に圧迫し，胎盤嵌頓の原因となる．
- **内子宮口の痙攣性収縮（胎盤嵌頓）**：子宮収縮薬の乱用，粗暴な子宮底マッサージなどは，子宮に異常刺激を与え，かえって胎盤の排出を困難にする．

(2) 児に関する予測

①児体重の予測

胎児はどの程度の大きさと予測されるのか推定体重を算出する

〈推定体重を算出するとき考慮する項目〉

- 在胎週数
- 子宮底長，腹囲
- 超音波検査での推定体重，BPD の測定値
- 体格の影響（本人，夫）：夫との身長差が 20 cm 以上ある産婦は，骨盤に対して大きい児が生まれる可能性がある．また，夫の身長が 180 cm 以上のような高身長の場合，児もかなり大きい場合がある．
- 妊娠中の体重増加

- **触診や産婦の訴え**：触診により，胎児は小さい，または大きめであるなどが判断できる．また，産婦自身の感覚も重要な情報となる．特に経産婦の場合，前回の児体重と比べての差はかなり信頼できる．

〈子宮底長と腹囲からの胎児推定体重の計算の仕方〉

＊Jacobson

推定体重＝（子宮底長（cm）－n）×155
　　　　n＝station（－）＝12
　　　　n＝station（0）＝11

＊箕浦の回帰方程式[8]

推定体重＝子宮底長×127.6－1,199
腹囲×45.5－1,102.7

以上のことを総合しながら，出生体重の予測をする．

②分娩経過中の児の健康状態の予測

・在胎週数，胎児の数
・妊娠中の胎児健康状態の評価（p.48参照）
・妊娠中の母体の健康状態（胎児に影響を及ぼすような合併症の有無）高血圧症，糖尿病
・分娩中の母体の健康状態

③出生時の健康状態の予測
健康な状態で出生すると予測されるのか

・胎児の発育状況：正期産に入っていたとしても，胎児の推定体重が十分でない場合は，分娩の進行状態に耐えうるかどうかの診断が必要である．
・胎児の異常の有無
・破水の有無（羊水量）

〈分娩第3期，4期〉

1）母体の経過

①母体の一般状態

胎盤娩出後は，急激な腹腔内圧の減少，循環動態の変化があるので一般状態の変化の観察を十分に行う

・バイタルサイン，顔色，意識ショック症状はないか注意する．
・出血していても外出血がないために内部に充満し，高度の貧血を起こすことがある．外陰部の観察と共に全身状態も見ていく必要がある．
・血圧の低下はショック症状の重要な観察ポイントとなる．

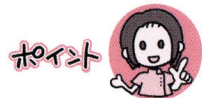

「気分が悪い」やがまんできない痛みの訴えなどは，産婦の状態に急激な変化が起こっていることがあるので，訴えには十分注意が必要です．

②**子宮の収縮**
子宮底の高さと硬さを観察する

・軟らかい場合は，弛緩出血を起こしやすくなっているので，子宮底輪状マッサージを行い，生体結紮を促す．
・収縮が不良であればその原因を特定する．膀胱の充満は子宮の収縮を妨げる原因となる．膀胱が充満すると恥骨上が膨隆している．

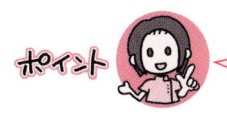

分娩の2〜3時間後，一時的に子宮底が上昇しますが，これは腹壁や骨盤底筋群の緊張の回復と膀胱の充満によって起こります．分娩後，尿量の増加は著しく，これは胎児の娩出後，腹腔内圧が減少し腎機能が活発化されるためです．

③**後陣痛の有無と程度**
後陣痛によって子宮収縮が促進されるのでその程度も確認する

後陣痛が全くない場合，子宮が収縮しているのか，触診で観察を密に行う．通常初産婦より経産婦のほうが後陣痛は強い．さらに分娩経過時間が短い場合，後陣痛は強くなる傾向にある．また，疼痛が強い場合，血腫ができていないかを注意深く観察する．

④**出血の状態**
出血の状態は生理的範囲内かどうか判別しながら観察する

産婦の血液凝固能は分娩開始とともに高まり，これによって止血を促進し胎盤剥離面の出血を少なくしている．出血の原因については，産道の裂傷による出血か，子宮収縮不良によるものか観察し判断しなければならない（表1-4）．

⑤**軟産道・外陰部の状態**
a．裂傷の有無と程度

軟産道の損傷とは，胎児が産道を通過する際に，軟産道に損傷を起こしたものをいう．損傷を起こした軟産道の部位により，子宮頸部（頸管裂傷），腟（腟裂傷），会陰（会陰裂傷）に分類される．裂傷の程度を確認する（図1-22，23）．

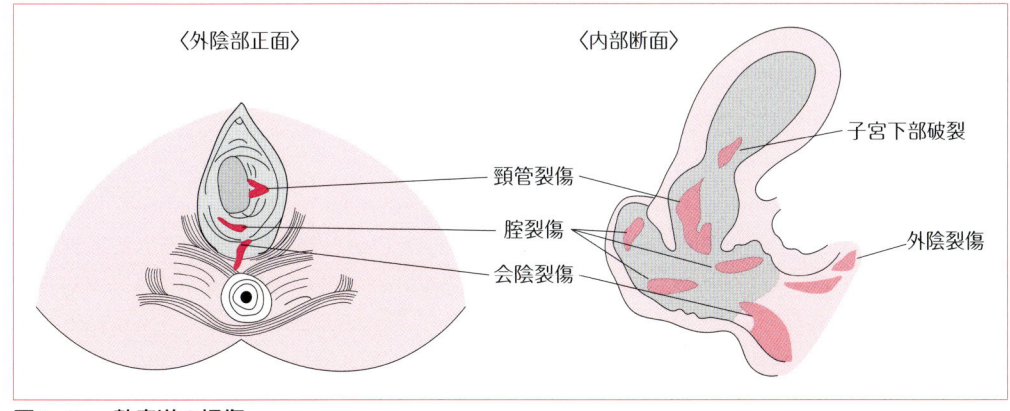

図1-22　軟産道の損傷

表 1-4　弛緩出血と軟産道の損傷の鑑別

鑑別点	弛緩出血	軟産道の損傷
出血の開始時期	通常，胎盤が出てから	胎児娩出直後
出血の模様	波状的	持続性
流出してきた血液の色調	暗赤色	鮮血
子宮の大きさや硬さ	軟らかい	小さく硬い

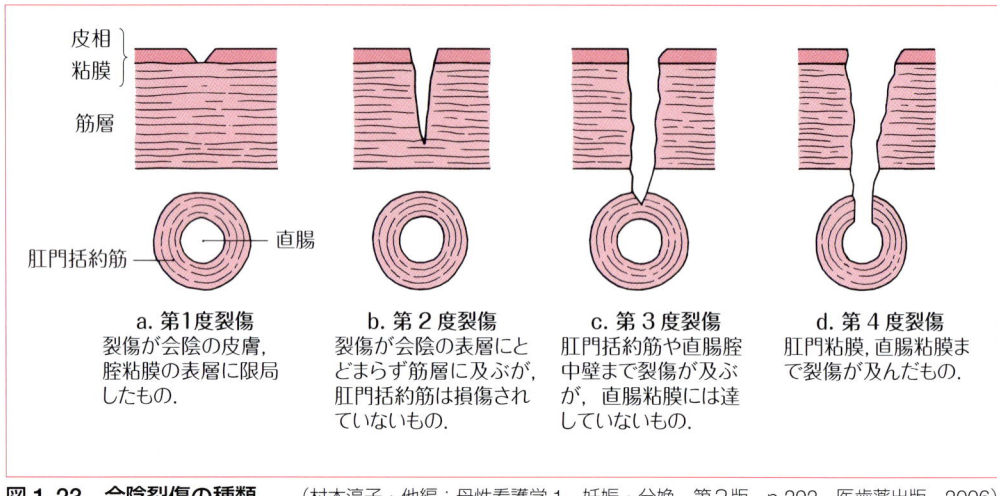

図 1-23　会陰裂傷の種類　（村本淳子・他編：母性看護学 1. 妊娠・分娩．第 2 版，p.292，医歯薬出版，2006）

b. 会陰切開の有無と程度　　切開部位や切開創が大きい，小さいなどを観察する（図 1-24）．

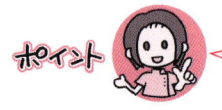
裂傷や切開の部位と程度，大きさによって痛みや，回復状態が異なり産褥期の日常生活に影響を及ぼします．
会陰が十分伸展する前に（伸展すると会陰は光沢をおびる）切開が入ると創部は大きく疼痛もひどくなります．

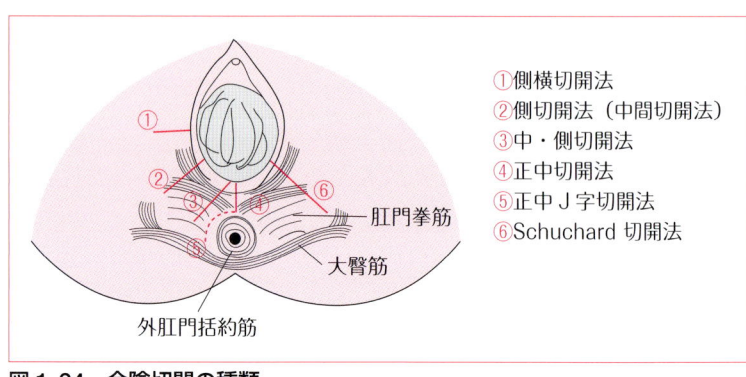

図 1-24　会陰切開の種類

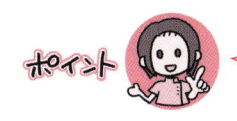

> **ポイント**
> 怒責時間が長く会陰に負担がかかった場合は，会陰の循環が悪く浮腫が起こります．その後の裂傷，あるいは切開による創部は縫合部痛が強く起こります．

⑥**脱肛の有無と程度**
妊娠中から脱肛になりやすい．また分娩時は，胎児下降によって直腸を圧迫し脱肛になる

還納できるか，環納してもすぐに脱出するか，還納できない状態か，痛みはどうかなどを観察する．

⑦**排尿に関すること**

分娩第2期遷延により膀胱の神経圧迫麻痺によって尿意を感じないことがある．外陰部の尿道口付近に損傷があると排尿時しみることもある．外陰部の観察の時に必ず小陰唇の内側の裂傷の観察を行う．
また尿道部周辺に損傷が起こると排尿痛，排尿困難を起こすことがある．また，分娩の経過を把握しながら，膀胱の充満，尿意を観察する．

⑧**腰痛，恥骨部痛**

> **MEMO**
> 骨盤輪不安定症：女性において仙腸関節や恥骨結合に異常可動性が生じ，骨盤輪が不安定となることが原因となって主に腰痛をきたす疾患

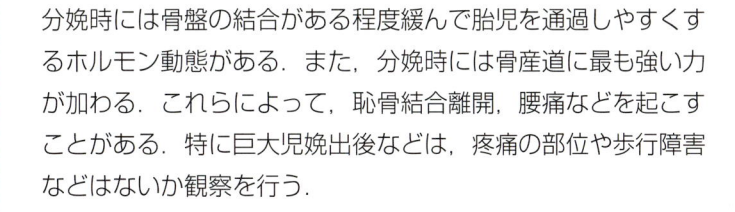

分娩時には骨盤の結合がある程度緩んで胎児を通過しやすくするホルモン動態がある．また，分娩時には骨産道に最も強い力が加わる．これらによって，恥骨結合離開，腰痛などを起こすことがある．特に巨大児娩出後などは，疼痛の部位や歩行障害などはないか観察を行う．

> **ポイント**
> 恥骨結合の通常の離開度は5 mmぐらいで，その限界は25～35 mmとされ，これを超えると靱帯の断裂が起こります．9 mm以上の離開で症状が出現します[10]．離開の程度にもよりますが，恥骨結合を触診して診断できる場合もあります．

⑨**その他**

眼球結膜の出血，顔面の皮下出血斑の有無をみる．

⑩**胎児付属物の所見**

胎盤実質，および卵膜の欠損の有無を確認する．欠損がみとめられる場合は，子宮内への遺残を疑う．

2）分娩所要時間
分娩がすべて終了した時点で，分娩所要時間を算出する（表1-5）

時間を算出するとともに，分娩開始時間は妥当であったのかなど，分娩経過を振り返る．

表1-5 本邦婦人の平均分娩所要時間

	第1期	第2期	第3期	合計
初産婦	10～12時間	2～3時間	15～30分	12～15.5時間
経産婦	4～6時間	1～1.5時間	10～20分	5～8時間

(真柄正直 著，荒木 勤 改訂（第20版）：最新産科学—正常編．文光堂，1993 より)

3) 経過予測診断

妊娠・分娩経過が産褥早期の母子に及ぼす影響をアセスメントする

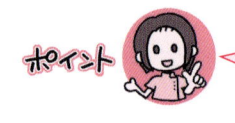

・分娩所要時間，母体疲労度
・子宮収縮を促進する因子，子宮収縮を妨げる因子
・軟産道損傷の有無と程度（頸管裂傷，腟壁裂傷，会陰裂傷）

ポイント
順調に産褥経過をたどることができるのか，あるいは産後の身体回復や母乳栄養の確立のために介入を必要とするのかなど，本人の身体状態を考慮してセルフケア能力をアセスメントし，どの部分にどのように介入すれば，産後の目標が達成されるのか産褥期のアセスメントにつなげます。

文献

1) 日本産科婦人科学会編：産科婦人科用語集・用語解説集．改訂新版，金原出版，2003
2) 坂元正一・他編：プリンシプル産科婦人科学2．メジカルビュー，2000．
3) 医療情報科学研究所編：病気がみえる vol.10 産科．メディックメディア，2007．
4) 我部山キヨ子編：臨床助産師必携．第2版，医学書院，2006．
5) 村本淳子・他編：母性看護学Ⅰ 妊娠・分娩．第2版，医歯薬出版，2006．
6) 寺尾俊彦編：分娩介助と周産期管理．メディカ出版，1998．
7) 倉智敬一・他：目でみる分娩取り扱いの実際．増補版，医学書院，1983．
8) 三井政子・他編：助産診断の実際．日総研，1998．
9) 荒木 勤：最新産科学．正常編，文光堂，2001．
10) 堀内成子編著：産褥・退院支援ガイドブック．メディカ出版，2003．
11) 『周産期医学』編集委員会編：周産期医学必修知識．第6版，東京医学社，2006．
12) 見藤隆子・他総編：看護学事典．日本看護協会出版会，2006．
13) 島田信宏編：分娩介助テクニック．メディカ出版，1997．

1-2　産婦および家族へのケア

分娩経過診断と予測に基づいて，助産師は分娩各期の産婦の状態に適したケアを実施することが大切である．そのためにはまず産婦および家族の状況を把握し，さらに起こりうる心理的変化を念頭にケアプランを立案する．助産師が目指すのは，スムーズに進行し，産婦および家族の心身がより安楽で満足できる分娩の実現である．正常で安全な分娩が第一であるが，それに加え産婦および家族の安楽と主体性とを大事にしたケアを行う（表1-6）．

表1-6　産婦および家族へのケア

〈分娩第1期〉

1) 安全に経過できる
　(1) 現時点の母児の状態の把握
　　①分娩開始の診断と時期の診断
　　②進行状態の観察
　　③胎児の健康状態の観察
　　④分娩経過の予測
　　⑤情緒面および心理的変化
　(2) 母児の循環を整え分娩を遷延させない
　　①分娩の時期に応じた体位の工夫
　　②身体を冷やさない
　　③体力消耗を最小限にする
　(3) 効果的な陣痛と児の下降・回旋の促進
　　①体位の工夫
　　②排泄
　(4) 感染を予防する
　　①身体の清潔
　　②器械，器具，物品，手指の消毒
　　③内診の制限
　(5) 分娩の準備をする
　　①必要物品の準備
　　②産婦への説明，分娩室への移送の準備
　　　（LDRの場合は分娩の準備の時期）
　　③分娩室の準備
　　④看護者（介助者）の準備

2) 安楽に経過できる
　(1) 精神的不安の軽減（最小にする）
　(2) 身体的苦痛の軽減（最小にする）
3) 主体的に取り組める
　(1) 産婦自身が分娩の進行に対応できるように援助する
　　①分娩の進行が理解でき，変化に気づけるように関わる
　　②分娩進行の変化に対応できるように働きかける
　　③急激な変化や異常症状を医療者に伝えられるように働きかける
　(2) 自分なりのお産を創造できるように援助する
　　①自分はどんなお産をしたいのかの考えを持てるように関わる
　　②そのために自分自身はどんな役割をはたすのかを理解できるよう働きかける
　(3) 母性意識を高め育児へのより良い出発点となるように援助する
　　①出産が幸福な体験となるように関わる
　　②夫や家族が各々の役割を認識し，協力体制がつくれるよう働きかける

表1-6 つづき

〈分娩第2期〉	〈分娩第3期〉
1）安全に経過できる 　（1）現時点の母児の状態を把握する 　　①分娩の進行状態の観察 　　②胎児の健康状態の観察 　　③母体の全身状態の観察 　　④情緒面および心理的変化 　（2）母児の循環を整え，分娩を遷延させない 　　①効果的な娩出力 　　②排泄 　（3）児頭の回旋，下降の促進と分娩の進行状態の把握 　　①体位の工夫 　　②胎児心音聴取部位の変化 　　③胎児心拍陣痛曲線図 　（4）児の娩出を助ける 　（5）感染予防 　（6）会陰裂傷による出血を最小にする 　（7）脱肛予防 2）安楽に経過できる 3）主体的に取り組める 4）児娩出時に適切に対応する	1）安全に経過できる 　　①胎盤の剥離を促す 　　②胎盤の娩出を促し，生体結紮をスムーズにする 　　③子宮収縮を促し，疼痛を緩和する 　　④予測される危険を防ぐ 2）安楽に経過できる 3）環境を調整する 4）分娩の想起を行う

〈分娩第1期〉
1）安全に経過できる
（1）現時点の母児の状態の把握（表1-7）

表1-7 分娩第1期の母児の状態の把握

①分娩開始の診断と時期の診断
妊娠週数：現在の妊娠週数の確認 分娩開始時刻： ・産婦の問診と現在の状態から分娩開始時刻を診断し，現在までの経過時間を把握する． ・陣痛が弱くなったり，間歇が長くなり，陣痛が遠のき分娩に至らない場合は，再度陣痛が発来したときから，分娩開始を診断する． 分娩の時期の診断：分娩開始時刻や陣痛の状態から分娩の時期を診断する．
②進行状態の観察
・現在の陣痛発作時間，間歇時間，陣痛の強さ，陣痛の変化の観察 　手と時計で，陣痛の状態を観察する．胎児心拍モニターがついているときでも必ず，ベルトの間から手で触って観察する．
③胎児の健康状態の観察
胎児心音の聴取：胎児心音聴取または胎児心拍モニタリングを実施する．
④分娩経過の予測
・カルテなどの定期健康診査や既往歴の情報，母子健康手帳などから，今後，安全に分娩が経過できるか分娩経過に影響を与える因子を把握する
⑤情緒面および心理的変化

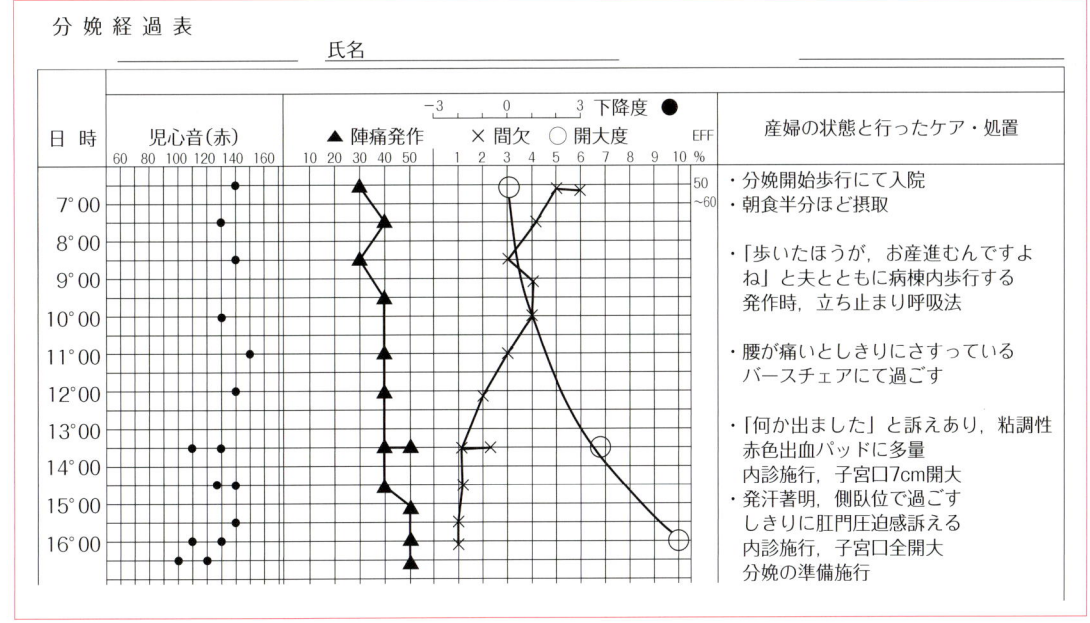

図1-25 パルトグラム

① **分娩開始の診断と時期の診断**
② **進行状態の観察**
③ **胎児の健康状態の観察**
④ **分娩経過の予測**
　（①～④の詳細については，1-1　分娩経過の診断と予測　参照）
⑤ **情緒面および心理的変化**
　分娩経過を判断する際に，産婦の情緒面や心理的変化を把握する

MEMO
ディック・リードの理論：分娩や産痛に対する恐怖心が，心身の緊張を招き，全身の筋肉や産道の緊張を引き起こす．それが分娩進行に対する抵抗となり，さらに痛みが増し次の恐怖を生むことになるという連鎖を示した理論である．

・フリードマン曲線，子宮内圧，陣痛周期により判断する．
・時間軸と子宮口の開大，胎児の下降度などが記入されているパルトグラムによって分娩の進行を判断することも大切である（図1-25）．

　心理状態と分娩経過とは密接に関連している．例えば，分娩経過時間が長くなることによって不安も強くなったり，あるいは，不安や恐怖心が増すことによって緊張が強くなってしまい，その結果分娩経過が長引くことがある．逆に，安心してリラックスした状態で過ごすことができれば，分娩経過もスムーズにいきやすい．

〈分娩第1期の心理〉
・分娩が開始すると，いよいよ児に会えるという期待と同時に分娩経過や児の健康状態に対する不安の感情が混在してくる．入院分娩の場合は，環境が変わることで緊張が増すこともある．
・分娩第1期の初め頃は，陣痛の変化やそれに伴う産痛も緩やかなので比較的余裕があり落ち着いている．
・分娩第1期の終わりには，産痛が強くなり身の置き場がなくなるような体験をする．強い陣痛と胎児の下降による怒責感が

ディック・リードの理論

出てくるが,まだいきむことができず産婦は自己コントロールができにくくなる.疲労も強く産婦にとって最も辛い時期となる.この時,夫や家族が側にいることで少しでもリラックスでき,一緒に乗り越えようという励ましが,産婦にとっては大きな力となる.また妊娠期から,あるいは分娩開始からずっと関わっていた信頼できる助産師が側にいることも産婦の安心感につながる.

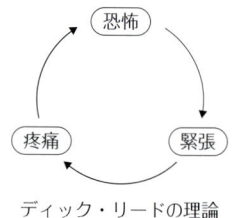

(2) 母児の循環を整え分娩を遷延させない
①分娩の時期に応じた体位の工夫
a. 分娩の時期に応じた体位

- **潜伏期**：比較的陣痛も緩徐である.頸管の熟化が促される陣痛である.日中の時間帯であれば,歩いたり,腰を振ったり,もたれかかったり積極的に体を動かす.前屈の姿勢は胎児の骨盤への嵌入を促す.
- **活動期**：陣痛が強くなるため安楽な体位を工夫する.横になったり,バースチェアに座ったりなど,体を動かし,同じ体位を長時間続けない.仙腸関節や仙尾関節の可動性を高める産婦の動きや姿勢によって,胎児の下降を促進することができる.

b. 子宮血流を妨げない体位

長時間仰臥位をとっていると,仰臥位低血圧症候群を起こすことがある.これは,子宮が下大静脈を圧迫し,静脈血心拍出量が減少することによって血圧が低下するのである.低血圧は子宮血流量を減少させる.長時間の仰臥位での臥床を避けるなどの体位の工夫が必要である.

②身体を冷やさない

入浴,足浴は,体が温まり,リラックスできる.比較的陣痛が緩徐である潜伏期は,破水していない場合は入浴をすすめたりする.また,足浴は破水していてもできる.

③体力消耗を最小限にする
a. 食事摂取,飲水

〈必要性〉
・分娩進行の原動力である子宮収縮にはグリコーゲンが不可欠である.
・胎児の低酸素症に対する耐性を増加させるためには糖質補給は大切である.
・分娩は激しい労作でもあり,発汗が多量に起こり,脱水状態になることもある.
・全身の循環状態を整えることは,ショック状態の予防となる.

〈摂取のすすめかた〉
分娩開始したばかりの頃は，陣痛もそれほど強くなく，食事は自分ででき量も充分摂取できる．しかし分娩が進行してくると摂取できなくなってくる．必要性を説明し，分娩の進行状態によって可能な物の摂取を勧める．

- **工夫をすることにより，食がすすむ時期**：おにぎりやサンドイッチにして小さくすると，産婦が陣痛の合間に片手で簡単に口に運ぶことができる．
- **食事が摂取できない時期**：ご飯類が入らない場合は，喉ごしがよく咀嚼の必要性があまりない，ヨーグルト，プリン，ゼリーなどを摂取することにより糖質補給ができる．
- **水分のみ摂取可能な時期**：脱水状態で組織の水分が欠乏すると，分娩時の出血の際，不足を補うことができず大量出血でなくとも，ショック状態に陥ることがある．できる限り水分摂取を促す．

呼吸法を行うと口腔内が乾燥する．口腔内を湿らすだけでも不快感は軽減できる．小さな氷片を口に含むだけでも効果がある．水分摂取をすすめる．

b. 睡眠，休養

睡眠，休養が取れず疲労すると子宮収縮は弱まり，分娩経過は長引く．陣痛間歇時はできるだけ休養が取れるようにする．分娩進行の停滞が見られ，陣痛間歇がある場合は，暗くし，騒音を避けるなど環境を整え間歇時の睡眠を促す．

c. 過換気症候群の予防

早い深呼吸を繰り返すと，血中のCO_2が低下しpHが上昇することによって，呼吸性のアルカローシスが生じる．症状は，呼吸困難，四肢の冷感・しびれ感，めまい，動悸，倦怠感，脱力感などである．

〈予防〉
分娩第1期の早い時期に不要な呼吸法をしないよう指導する．分娩第1期の終わり頃や娩出期の陣痛が強い時期には，陣痛発作に応じた適切な呼吸法を促し，陣痛間欠時にはできるだけリラックスさせ呼吸を落ち着かせることが大切である．また不安が強いと過呼吸になりやすいので精神面への援助も重要となる．

〈対応〉
発生した時の臨時的対応策として，両手を口に当て自分の呼気を再度吸うことで回復する．

(3) 効果的な陣痛と児の下降・回旋の促進

①体位の工夫

a. 重力を有効に利用する体位

子宮収縮の強度と頻度は仰臥位よりも上体を起こした方が増す．分娩所要時間は，仰臥位よりも上体を起こした方が短縮する．陣痛を強める体位は，立つ，歩く，しゃがむである．陣痛を弱める体位は，側臥位，四つん這い，膝胸位である（表1-8）．

b. 頸管の状態による体位の工夫

子宮口の開大と比べ，陣痛が過強気味の場合は，膝胸位をとると陣痛を抑制することができる．また頸管上唇をかぶったまま，児頭が下降してくる場合などにも，膝胸位は，頸管の浮腫や不均衡な展退をただすのに有効な場合がある（図1-26，27）．

c. 胎位・胎勢による体位の工夫

第2分類は，回旋異常を起こしやすい．よって四つん這いや前傾の座位，あるいは児背と反対にした側臥位により第2分類から第1分類へ矯正すると，回旋異常を防ぐことができる．（図1-28，29）

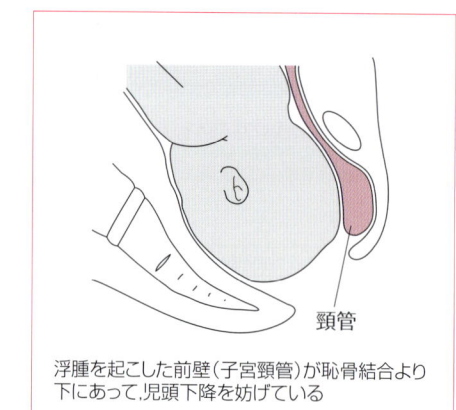

浮腫を起こした前壁（子宮頸管）が恥骨結合より下にあって，児頭下降を妨げている

図1-26 仰臥位

頸管
重力により圧迫され開大がすすむ

図1-27 四つん這い

（寺尾俊彦編：分娩介助と周産期管理．p.40, メディカ出版, 1998）

d. 骨盤底筋の緊張を弛緩する体位の工夫

骨盤底筋が緊張していると，胎児が通過する際に抵抗が大きくなり痛みも伴う．バースチェアに座ったり，あぐらを組んだりして，骨盤底筋を弛緩させる．

②排　泄

直腸，膀胱の充満は胎児の下降を妨げる．トイレ歩行はできるのか，便意，尿意はあるのかを聞き，分娩の進行状態に応じて，排泄を促す．

表1-8 体位の特徴

体位	特徴	利点	欠点
仰臥位 半座位	骨盤誘導線が上を向き胎児重力の方向と逆になる体位である	・胎児の健康状態等によって急速遂娩が必要となった場合、医療介入がしやすい ・産婦は腹圧が比較的かけやすくマックロバーツ体位もとりやすい	・胎児重力に逆らうため胎児娩出力の効果が得られず分娩が遷延しやすい。会陰への負担も大きい ・産婦は仙骨が圧迫されて腰部および臀部痛が強くなる。また下大静脈が圧迫され仰臥位性低血圧症候群を起こしやすい ・胎児心音が悪化しやすい
四つん這い 膝胸位	腹筋が緩み骨盤誘導線の方向が胎児重力とはまったく逆の方向に働くため陣痛が弱まり進行もゆっくりになる	・産婦がリラックスしやすく産痛緩和が図れる ・腰背部のマッサージも行いやすい ・骨盤が圧迫されず骨盤腔は最も広がるため回旋異常が修正される。母体動静脈への圧迫もない ・会陰部全体が均等に小さな圧がかかるため会陰裂傷の予防にもなる	・顔色や表情の観察ができない ・地面までの距離があるため児の落下に注意が必要である
側臥位	骨盤誘導線の方向と胎児重力の方向とは一致しない体位である	・腰部のマッサージが行いやすく、産婦は側臥位で過ごすことが多いため、そのままの体勢で分娩ができる。下大静脈への圧迫もない ・分娩時は片方の大腿のみが外転するだけなので股関節への負担が少ない ・会陰への負担も少ない	・分娩進行における胎児重力の効果は得られない ・分娩時、片方の足を持ち上げる必要があり児が大きい場合は娩出しにくい
蹲踞位(スクワット) 座位	骨盤誘導線と胎児重力との方向がほぼ一致するため胎児下降は抵抗が少なく進む	・骨盤の圧迫がなく骨盤腔が広がるため分娩進行がスムーズである ・会陰は均等に広がり会陰への負担も少ない ・母体動静脈への圧迫もない	・腹圧がかけやすく、いきみやすいため腟壁や会陰裂傷に注意する ・肩甲娩出の介助がしにくい
立位	骨盤誘導線と胎児重力との方向は一致するため娩出力が大きくなる	・骨盤が圧迫されることなく骨盤腔が広がる ・分娩進行を促進する	・児の重力が最大にかかるので娩出時に落下しないよう注意を要する ・児娩出後の出血が多くなる傾向がある

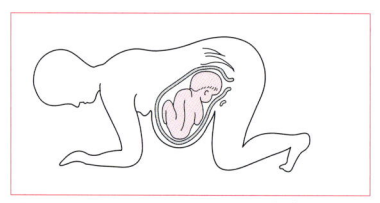

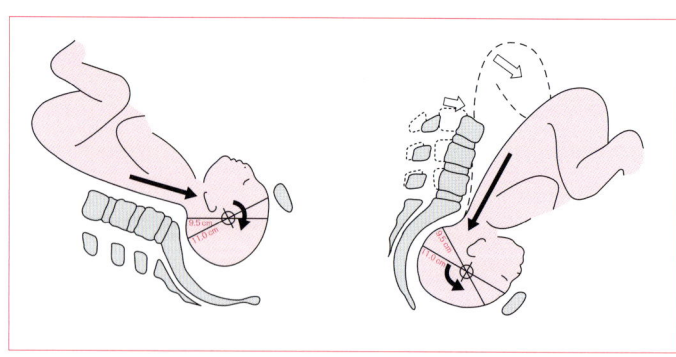

図1-28　四つ這いによる胎向の変化　　図1-29　仰臥位と座位の児頭の変化（Fenwickら）

〈浣腸について〉
浣腸は，直腸を刺激し，さらに排便時の体位やいきみによって子宮頸部神経を刺激し分娩を促進するとの理由から慣例的に行われてきた．しかし近年は，その効果に対して疑問視されており推奨される処置ではない．ただし，例えば，便秘をしているので浣腸して欲しいなどの産婦側からの希望があった場合は，排便の状態を確認し充分な観察のもとに行うこともある．

（4）感染を予防する
①身体の清潔
a．全身の清潔

分娩の進行とともに，発汗が増す．また，陣痛に対応するのが精一杯で，身の回りのことを自分ですることが困難になってくるので，セルフケアの状態に応じて，入浴やシャワー，清拭，寝衣交換を実施する．

b．外陰部の清潔

分娩が進行し，子宮口が開大してくると，血性分泌物や羊水により，外陰部は汚染しやすい．汚れたままにしておかず，頻回にパットを交換することが必要である．

c．口腔内の清潔

口腔内は呼吸法によって乾燥する．水分摂取やうがいを促し，不快な状態を避ける．

②器械，器具，物品，手指の消毒

器械，器具，物品は消毒，滅菌されたものやできるかぎりディスポーザブルの使用の物を使用し，感染を防止する．手洗いを確実な方法で実施する．必要に応じて手袋やマスク，予防衣などの防護用具を使用する．

③内診の制限
必要性が生じた場合のみ，手を清潔にし，滅菌手袋を使用して行う

内診は，分娩の開始や進行状態を診断する，最も基本的な検査であるが，感染の機会ともなりうる．特に破水している場合の内診は慎重にしなければならない．時間毎に行うものでもなく，子宮収縮の強さが変化したり，産徴出血が多量に認めら

たり，いきみがみられたりなど変化があり必要性が生じた場合に行う．

(5) 分娩の準備をする
①必要物品の準備

・分娩セット，縫合セット，外陰部消毒用品，産衣，介助者用品，ドップラー，分娩監視装置などの物品を準備する．分娩経過中の緊急事態に対処できるように，吸引分娩時の吸引機，酸素，新生児仮死蘇生物品，救急蘇生用品を常備し常に点検を行う．
・出生直後の新生児ケアのための物品を準備する．

②産婦への説明，分娩室への移送の準備

・産婦にこれから分娩になることを伝え，協力を得る．分娩室への移送の時期を伝える（LDRの場合は分娩の準備の時期）．
・推定児娩出時間の30分〜1時間前に分娩室へ入室する．

③分娩室の準備

最近は，たとえ必要な医療機器が配置されていても家庭的な雰囲気を大切にし，リラックスできるような環境の工夫がされている．例えば，家族が立ち会えるためのゆったりとした広さ，間接照明を使った柔らかい灯り，自由な体位がとれる分娩台，壁やカーテンはなるべく白を避けた暖色系の色，産婦の好みに応じたBGMなどである．希望に応じてラジカセやテレビを持ち込む場合もある．室温は24〜26℃，湿度50〜60%が適している．特に室温は医療従事者側にとって快適な温度で設定されていることがあるので，産婦が冷えないよう充分温かくする（LDR室については，p.59 参照）．

④看護者（介助者）の準備

どんな緊急時にも対処できるように自己管理をしっかりし，体調を整える．自分自身が母児への感染源とならないように十分に注意する．

2) 安楽に経過できる
　心身の苦痛を緩和する

産痛緩和法には，呼吸法，マッサージ，圧迫法，温罨法，アロマセラピー，などがある．

(1) 精神的不安の軽減
　　（最小にする）

(2) 身体的苦痛の軽減
　　（最小にする）

側に付き添い，産痛部位へマッサージや圧迫法を行う．常時付き添うことで安心感をもたらし，身体的苦痛の軽減や，精神的不安の軽減につながる．

3）主体的に取り組める
（1）産婦自身が分娩の進行に対応できるよう援助する
①分娩の進行が理解でき変化に気づけるように関わる

a. 出産準備状況の把握

妊娠中から分娩に備えて学習していると分娩経過のイメージができ，分娩開始後，今どの時期にあるのか，どのように行動すればよいのかが理解できる．出産準備クラスを受講したり専門書からの知識を得たり出産体験者から話を聞くなどの準備状況を把握する．

b. 精神状態，不安の程度

分娩第1期は経過が長く緩やかに進むことが多い．分娩進行に伴い徐々に産痛が強くなり疲労が増して来ると産婦は不安や恐怖の感情が強くなってくる．そのような状況の中でも冷静に落ち着いているか，あるいは混乱してパニックに陥りそうになっていないかなどを把握することが重要である．

②分娩進行の変化に対応できるように働きかける

a. 安楽な体位の選択

分娩第1期の過ごし方として，体位は原則自由である．産婦自身が安楽と感じる体位をとるが，分娩第1期の初めからベッド上で安静にする必要はなく，自由に動く方が分娩を促進する．さらに緊張がほぐれリラックスできるので精神面においても効果的である．陣痛が強くなってからもできるだけベッド上での臥位は避け，ロッキングチェアや分娩チェア，バランスボールなどを活用するとよい．

b. 分娩の進行状態に応じた呼吸法や補助動作

呼吸法も基本的には自由であるが，時に不安やあせりが不適切な呼吸を招く場合があるので，リラックスできるゆっくりとした呼吸を基本とする．陣痛に伴って強い産痛が生じる時期になったら，マッサージや圧迫法などの補助動作を適切に行う．

③急激な変化や異常症状を医療者に伝えられるように働きかける

産婦と医療従事者との人間関係は重要で，そのためにはコミュニケーションをしっかりととっていく必要がある

破水や多量の出血などの症状が起きた時に，産婦自身がその変化に気づき医療従事者に伝えられることが重要である．また，明らかな異常所見でなくても産婦が「何か変」「気になる」と感じることでも伝えられる関係をつくっておくことが大切である．

（2）自分なりのお産を創造できるよう援助する

①自分はどんなお産をしたいのかの考えを持てるように関わる

産婦および家族がどのようなバースプランを持っているのか，そのために妊娠中からどんな準備をしてきたのかを把握する．医療者はできる限りその希望に添えるための対応をしなければならない．

②そのために自分自身はどんな役割をはたすのかを理解できるよう働きかける

お産を人任せにするのではなく「自分で産む」という意識を持てることが重要である．そして産婦および家族が，自分たちの希望するお産を実現するために分娩経過中にどのような役割を果たしたらよいのか理解し，積極的に分娩に臨むことができるように関わる．

（3）母性意識を高め育児へのより良い出発点となるよう援助する

①出産が幸福な体験となるように関わる

出産体験は，その後の育児や次の妊娠・出産まで影響するといわれる．今回の出産が肯定的に受け止められ，さらに幸福感・充実感・達成感を感じることができるように関わることが重要である．特に産婦の自尊心が傷つけられることのないよう言動には充分注意する．

②夫や家族が各々の役割を認識し協力体制がつくれるよう働きかける

出産は家族にとっても大きな出来事であり，家族全員で児の誕生を喜び迎える環境であってほしい．家族が立ち会った場合は，できるだけ家族も出産に介入できるよう工夫し共に産んだという体験が得られるようにする．

〈分娩第2期〉
1）安全に経過できる
(1) 現時点の母児の状態を把握する

表1-9　分娩第2期の母児の状態の把握

①**分娩の進行状態の観察**
陣痛の状態の観察：
・陣痛は胎児の娩出力に効果的に作用しているか
・陣痛間歇時には子宮が弛緩していて，しっかり間歇があるか（過強陣痛の早期発見）
・効果的な怒責であるか
分娩第2期の経過時間：分娩第2期に入ってからどのくらい時間が経過したかを診断し，第2期遷延の有無を判断する
子宮口の開大，児頭の下降，回旋の状態：子宮口が全開大して，児頭の下降が見られ，矢状縫合が回旋し縦経になる．回りきっていれば分娩の進行も早い．

②**胎児の健康状態の観察**
胎児心音の聴取：
・先進部は狭い骨盤内に下降し，圧迫されて，心音が変動しやすいため異常の早期発見に努める．
・トラウベで胎児心音を聴取する場合には，陣痛の発作時と間歇時両方行う．
・陣痛という胎児にとってはストレスとなりうる状態の持続時間と，胎児の予備能力の状態を合わせて見ていく
胎児機能不全の徴候の観察：
・産瘤の形成や増大はないか
・羊水混濁はないか
・異常な胎動はないか

③**母体の全身状態の観察：バイタルサイン**

④**情緒面および心理的変化**

①**分娩の進行状態の観察**
②**胎児の健康状態の観察**
③**母体の全身状態の観察**
　（①〜③の詳細については，1-1 分娩経過の診察と予測　参照）
④**情緒面および心理的変化**

〈分娩第2期の心理〉
分娩第2期になると，いよいよ産む時が近づいたという安堵感と同時に，もうひと頑張りしなければならないと自分を奮い起こす気持ちが出てくる．心身共に疲労している時期ではあるが，もう少しで解放されるであろうという見通しがたつので，産婦のみならず家族も新たな力が湧いてくるような前向きで積極的な気持ちになる．児娩出の瞬間は，何とも言えない幸福感と達成感を得る．

(2) 母児の循環を整え，分娩を遷延させない
①**効果的な娩出力**
a. 分娩体位

b. 体力の消耗の状態の把握（食事，飲水）

・これまでの食事の摂取状態を把握する．
・分娩第2期では，固形物の摂取は産婦が好まない場合が多い．
・発汗が著明になってくるので，脱水を予防するため少量ずつ水分摂取を勧める．

c. 腹圧のかけ方

- 腹筋および横隔膜筋の協力収縮による腹腔内圧の上昇を腹圧という．腹圧は子宮体内圧を上昇させ，胎児娩出力となる
- 腹圧は児の下降を促すが，子宮口の開大・展退には無効である．分娩第1期の早期腹圧は頸管裂傷の原因となる．
- 怒責をかけなくても，深呼吸のみで自然な先進部の下降がみられ，その状態で先進部が陰門を通過し，分娩になることはとても自然なことである．
- 先進部が骨盤底に達してくると，自然といきみが入るので，この時に怒責をかける（共圧陣痛）．
- 怒責法の分類（図1-30）

〈怒責の観察ポイント〉
- 時期は適切か，強さ長さと短息呼吸のタイミングが適切か，腹圧を阻害する因子はないか
- 心・肺疾患，妊娠高血圧症候群などの母体合併症などがあり，腹圧をかけることによって，それらが悪化する場合．

〈怒責の注意〉
- 一度に長くいきむほうが効果がある．しかし，怒責中は，胎盤の絨毛間腔への血流を減少させている．長時間の怒責は，胎

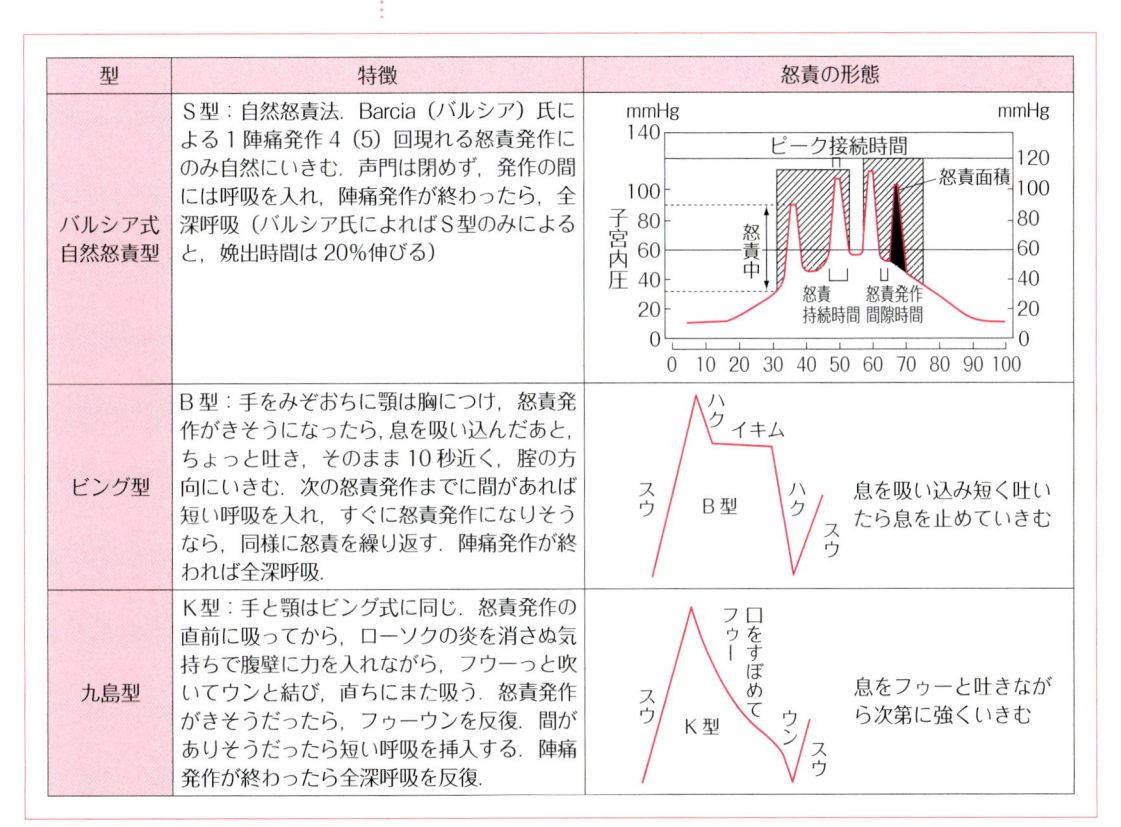

型	特徴	怒責の形態
バルシア式自然怒責型	S型：自然怒責法．Barcia（バルシア）氏による1陣痛発作4（5）回現れる怒責発作にのみ自然にいきむ．声門は閉めず，発作の間には呼吸を入れ，陣痛発作が終わったら，全深呼吸（バルシア氏によればS型のみによると，娩出時間は20%伸びる）	
ビング型	B型：手をみぞおちに顎は胸につけ，怒責発作がきそうになったら，息を吸い込んだあと，ちょっと吐き，そのまま10秒近く，腔の方向にいきむ．次の怒責発作までに間があれば短い呼吸を入れ，すぐに怒責発作になりそうなら，同様に怒責を繰り返す．陣痛発作が終われば全深呼吸．	息を吸い込み短く吐いたら息を止めていきむ
九島型	K型：手と顎はビング式に同じ．怒責発作の直前に吸ってから，ローソクの炎を消さぬ気持ちで腹壁に力を入れながら，フウーっと吹いてウンと結び，直ちにまた吸う．怒責発作がきそうだったら，フゥーウンを反復．間がありそうだったら短い呼吸を挿入する．陣痛発作が終わったら全深呼吸を反復．	息をフゥーと吐きながら次第に強くいきむ

図1-30　怒責法の分類　　（尾島信夫：ラマーズ法—10年の進歩と現状．産婦人科治療，61（5）：1014, 1990より）

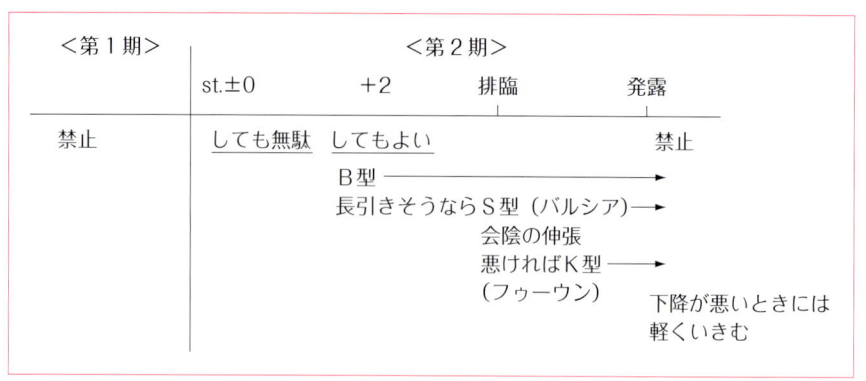

	<第1期>	<第2期>			
		st.±0	+2	排臨	発露
禁止		しても無駄	しても良い		禁止
			B型 ──────────→		
			長引きそうならS型（バルシア）→		
			会陰の伸張		
			悪ければK型 ──→		
			（フゥーウン）		
				下降が悪いときには軽くいきむ	

図1-31 怒責開始時期の目安

（我部山キヨ子編：臨床助産師必携．第2版，p.273，医学書院，2006）

児へ影響をもたらす．
・胎児が陰門を通過する際に腹圧が強すぎると会陰裂傷をもたらす．先進部が発露となり，ある程度娩出されたら，怒責を禁じ，短息呼吸を促す．
・怒責時間と出血量は関係がある．怒責時間が長ければ，出血量は多くなる．怒責の時間は短い方がいい．
・陣痛間歇時には十分に全身をリラックスさせることが必要である．

〈怒責の方向〉
骨盤軸の方向
・排臨まで：骨盤の入口軸に沿って肛門の方向
・排臨以後：出口軸に沿って腟口の方向
・怒責の方向性はどうなのかなどを産婦へ伝える．
＊仰臥位におけるポイント
　お腹が膨らんでいないか，背中が浮き上がっていないか．

② 排　泄

児頭が骨盤内に下降してくると，自然排尿が困難になる場合がある．膀胱内に尿がたまっていると，恥骨上が膨らんで見える．膀胱・直腸の充満は先進部の下降を妨げる．最終排尿時間，発汗の状態，水分摂取量などを総合的に判断して，導尿が必要になる場合もある．
＊導尿時の注意
　陣痛間欠時に行う．導尿中に陣痛発作がきたら，尿道を損傷することがあるのでカテーテルは動かさない．分娩第2期は先進部の下降により，尿道の方向が変化し，尿道もかなり伸展していることがわかる．

(3) 児頭の回旋，下降の促進と分娩の進行状態の把握 ①体位の工夫	（2-1 分娩の三要素　参照）
②胎児心音聴取部位の変化	頭位では胎児心音は臍棘線上の中央で最も明瞭に聴取できるが，分娩の進行に従って胎児心音最良聴取部位は母体の下方に移動する．恥骨結合の直上で胎児心音が聴取されるころには，児頭は骨盤峡部あたりに下降していると判断される．
③胎児心拍陣痛曲線図	早発一過性徐脈は，分娩の進行によって胎児の児頭が圧迫されることによって，みられる所見である．児頭は下降し，分娩は進行していると判断できる．
(4) 児の娩出を助ける 体位，胎向の把握，内診所見などから，胎児の回旋の状態を判断する．	
(5) 感染予防 分娩介助者は手指の消毒を十分に行う．外陰部を清潔に保つ．	分娩第2期に入ると，血性分泌物や羊水により，外陰部は汚染しやすい．汚れたままにしておかず，頻回にパットを交換することが必要である．
(6) 会陰裂傷による出血を最小にする	・会陰保護を効果的に行う． ・呼吸法を効果的に行い，先進部が陰門を通過する際の速度を調整する．
(7) 脱肛予防 肛門保護を行い，脱肛を防止する．	先進部の下降とともに，肛門が圧迫され，脱肛を起こしやすい．
2) 安楽に経過できる	この時期は疲労がピークに達しているが，いよいよ産まれるという気持ちから新たな力が湧いてくる時期でもある．陣痛の波に合わせた適切な呼吸法を行うことで心身の苦痛を緩和する．児が娩出したらなるべく早く対面させ早期母児接触をはかる．
3) 主体的に取り組める	児娩出時間の予測や児の健康状態を把握することで経過に合わせた行動をとることができる．現状や今後の予測を判断し産婦にも知らせることで，例えば陣痛室から分娩室への移動は早すぎず遅すぎず適切なタイミングで入室でき，産婦が主体的に分娩に臨むことができる．陣痛室から分娩室への移動の時期が早

すぎて，外陰部消毒を行っても分娩にならない場合は，産婦の余計な緊張を招き母児への負担も大きくなる．また遅すぎると，分娩の準備が間に合わず安全性が保てなくなってしまう．

4）児娩出時に適切に対応する

児娩出と同時に娩出時間，胎位，胎向を確認する．産婦に対しては，ねぎらいの言葉をかけ祝福する．

〈分娩第3期〉

1）安全に経過できる

産婦と共に出産の喜びを共有しながらも，異常徴候を早期に発見する（表1-10）．

表1-10　分娩第3期の母児の状態の把握

①胎盤の剥離を促す：子宮収縮を促す
②胎盤の娩出を促し生体結紮をスムーズにする
・剥離徴候
・胎盤娩出様式
・第1次検査（胎盤片，卵膜片，遺残の有無）
・子宮腔内の羊水，血液
③子宮収縮を促し，疼痛を緩和する
・輪状マッサージ
・冷罨法
・膀胱充満を避ける
・腹帯
・脱肛の有無
・後陣痛・会陰部痛
④予測される危険を防ぐ
・弛緩出血
・軟産道の状態裂傷の有無：軟産道の検査－会陰裂傷，腟壁裂傷，頸管裂傷
・ショック
・感染
⑤情緒面および心理的変化

①胎盤の剥離を促す
②胎盤の娩出を促し，生体結紮をスムーズにする
③子宮収縮を促し，疼痛を緩和する
④予測される危険を防ぐ
　（①〜④の詳細については，1-1分娩経過の診察と予測　参照）
⑤情緒面および心理的変化

〈分娩第3期の心理〉

児の産声に緊張感がとれ安心と喜びを感じる．さらに児と対面し接触することで満足感が増し，出産という大事業を成し遂げたという充実感と誇りが湧いてくる．また自然に感謝の気持ちが出てくる．

2）安楽に経過できる

- 分娩後，筋肉痛を訴える場合がある．クッションなどを利用して安楽な体位を工夫する．
- 児および付属物の娩出や出血，発汗等により悪寒が生じるので毛布や湯たんぽ等で充分な保温をはかる．
- 水分の補給を勧める．
- 発汗や血液等を温かいタオルで拭き取り清潔なナプキンを当て衣類を交換する．分娩後は多量に発汗しているので，全身の清拭を行い，寝衣を交換する．

3）環境を調整する

分娩第3期は児が産まれ，ほっとする時期である．母児のみならず夫や家族も一緒にいられる環境を提供し，新しい家族を迎えた喜びにひたれるように配慮する．

4）分娩の想起を行う

産婦は自分の出産について語りたいという欲求を持っている．とりわけ出産直後は多弁になる傾向がある．産婦の疲労度を考慮して話を傾聴する．また数日後の産褥早期に分娩経過を振り返り出産体験の想起を行う方法もある．これは，感情の表出，出産の再構築，ケアの評価などの意味がある．分娩を介助した助産師が行うのが望ましい．

文献

1) 我部山キヨ子編：臨床助産師必携．第2版，医学書院，2006．
2) 寺尾俊彦編：分娩介助と周産期管理．メディカ出版，1998．
3) 進 純郎：分娩介助学．医学書院，2005．
4) Fenwick L., Simkin P. : Maternal positioning prevent or alleviate dystocia in labor. Clin Obstet Gynecol, 30(1): 83, 1987.
5) 尾島信夫：ラマーズ法—10年の進歩と現状．産婦人科治療，61（5）：1014, 1990．

1-3 分娩中の胎児健康状態（well-being）の評価

分娩期における胎児の健康状態は，胎児心拍モニタリングや超音波検査で評価されることが多い．他方，上記のような機械を用いず胎児の健康状態を判断する方法もある．判断材料となる情報は，常に産婦の側にいる助産師こそが最も把握可能であり，分娩経過観察中，決して見逃してはならない最重要情報である．その上で，胎児が異常に移行しないように母児の健康状態を整えなければならない．また，万一の異常発生に備えて，臨時応急についても学習しておく必要がある．

1) 胎児の健康状態の診断
(1) 胎児心拍数
(FHR：fetal heart rate)

①胎児心拍モニタリング
分娩監視装置を用いて，母体腹壁上から胎児心拍と陣痛状態とをモニタリングする方法

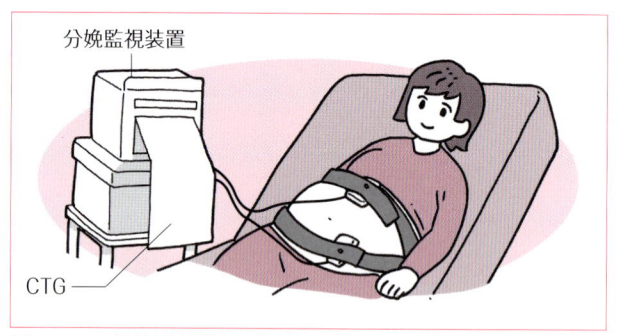

図 1-32 分娩監視装置（胎児心拍モニタリング）

②胎児心拍陣痛図
(CTG：cardiotocogram)
モニタリングによって経時的に得られた胎児心拍数と子宮収縮（陣痛）の記録．胎動も記録される

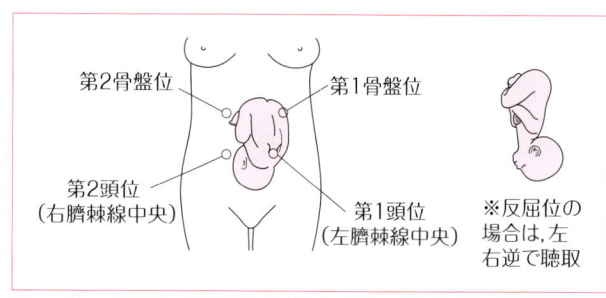

図 1-33 胎児心音最良聴取部位（児の肩甲骨の間が最良）

> **MEMO**
> **仰臥位低血圧症候群**
> 増大した妊娠子宮により下大静脈が圧迫され静脈血の還流が妨げられることによって血圧低下が起こる．

〈モニタリングの留意点〉
①妊婦は，仰臥位低血圧症候群を予防するため，セミファーラー位（約20°上半身を起こす）にする．
②胎児心拍トランスジューサーは明瞭聴取部位（ポッポッポッと歯切れのよい音に聞こえる所）に当てる．

③陣痛トランスジューサーは，子宮底側の比較的平らで凹凸の少ない所に当てる．
④胎児心拍陣痛図の記録用紙は，3 cm/分とする．
⑤同一体位による疼痛への緩和を工夫する．

> **ポイント**
> まず，何を観るか！
> 基準心拍数は正常か？（baseline heart rate）
> 基線細変動は良好か？（baseline variability）
> 一過性頻脈はあるか？（acceleration）

a. 基準心拍数
（baseline heart rate）

陣痛や胎動がない時の大部分を占める胎児心拍数

表 1-11　基準心拍数（baseline heart rate）

高度頻脈	180 bpm 以上
頻脈	160 bpm 以上
正常	110 ～ 160 bpm
徐脈	110 bpm 以下
高度徐脈	100 bpm 以下

（bpm：beats per minute　回／分）

b. 基線細変動
（baseline variability）

- 胎児心拍数は細かく変動しているので，ギザギザに記録される．
- 通常，約 6 ～ 25 bpm の細変動がある．
変動は，覚醒時大きく，睡眠時小さい．
- 5 bpm 以下の細変動の減少，あるいは消失を認めた場合は，胎児の健康状態が悪化していると考える．

〈原因〉基線細変動は，交感神経系と副交感神経系との反射的機能神経による反応を示しており，基線細変動が著明にある時は，胎児の自律神経系の機能が正常である．

表 1-12　胎児心拍数の分類

胎児心拍数基線細変動（FHR baseline variabilty）
1）細変動消失（undetectable）：0 bpm
2）細変動低下（minimal）：5 bpm 以下
3）細変動中等度（moderate）：6 ～ 25 bpm
4）細変動増加（marked）：26 bpm 以上

（日本産科婦人科学会周産期委員会案）

> **MEMO**
> 睡眠－覚醒周期
> （sleep-wake cycle）
> 胎児は，活動期（覚醒）と安静期（睡眠）を約20分毎に繰り返している．活動期は活発に胎動がありそれに伴う一過性頻脈も見られ variability も良好である．一方，安静期は胎動と一過性頻脈がほとんどなく variability も小さい．

c. 一過性頻脈（acceleration）

- 胎児心拍が，基準心拍数（baseline heart rate）より 15 bpm 以上増加し 15 秒以上続く．
- 胎動や VAST，腹壁上からの刺激により起こる．
- 20 分間に 2 回以上みられると，胎児の健康状態は良好と判断できる．
- 一過性頻脈は自律神経系の正常な反応と考える．

〈原因〉走ると心拍が早くなるのと同じで，ストレスに対して胎児の反射性の反応があると判断できる．児娩出の2時間前まで一過性頻脈が見られていれば，ほとんどの児は健康に生まれると考えられる．

> **ポイント**
> 次に注目することは！
> 　徐脈（deceleration）はないか？
> 　サイナソイダルパターン（sinusoidal pattern）は出現していないか？

d．徐脈（deceleration）

胎児心拍数陣痛図において，陣痛発作時に一過性徐脈が出現していないか．

- **早発一過性徐脈**（early deceleration）… 児頭圧迫（生理的）
  陣痛波形と一致して，徐脈の始まりと終わりがある．陣痛のピークと徐脈の最下点とが一致する．

〈早発一過性徐脈〉
FHR
10bpm以下にはならない
子宮収縮曲線
陣痛波形と一致

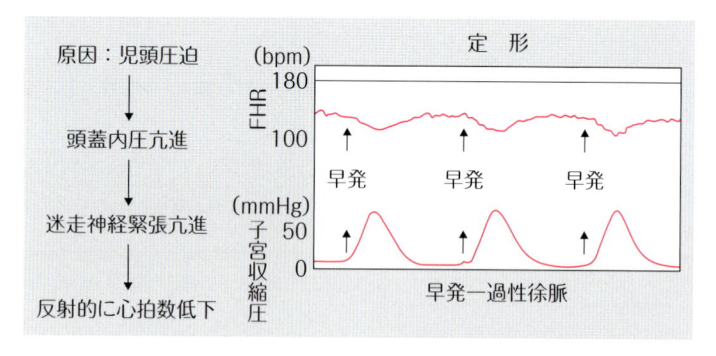

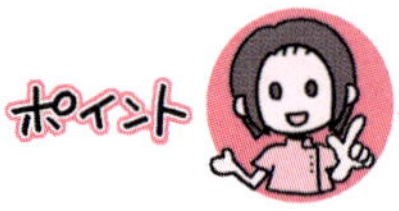

原因：児頭圧迫
↓
頭蓋内圧亢進
↓
迷走神経緊張亢進
↓
反射的に心拍数低下

定形（早発一過性徐脈のグラフ）

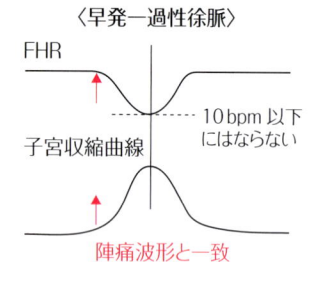

▌児頭圧迫による徐脈は正常の反応と考えられ危険性は低い．

- **遅発一過性徐脈**（late deceleration）… 子宮胎盤循環不全
  陣痛のピークが過ぎてから徐脈が始まる．

〈遅発一過性徐脈〉
FHR
子宮収縮圧
陣痛に遅れて開始

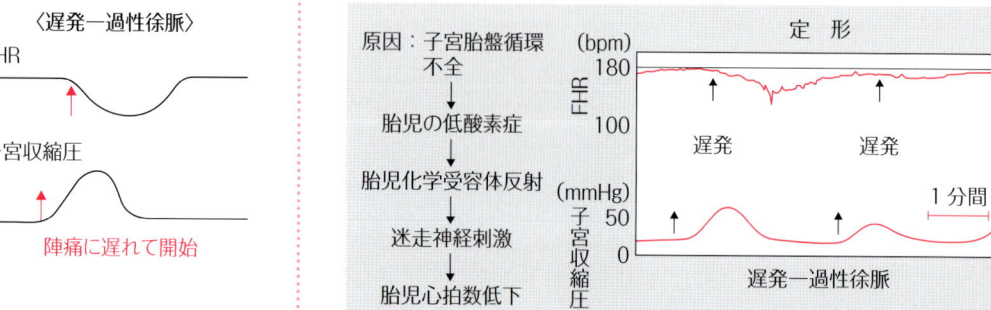

原因：子宮胎盤循環不全
↓
胎児の低酸素症
↓
胎児化学受容体反射
↓
迷走神経刺激
↓
胎児心拍数低下

定形（遅発一過性徐脈のグラフ）1分間

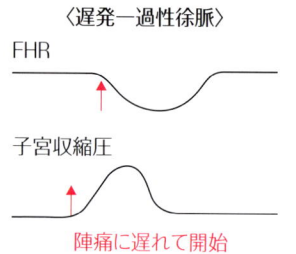

▌胎盤機能不全による徐脈であり危険性が高い

50

1-3 分娩中の胎児健康状態（well-being）の評価

〈変動一過性徐脈〉

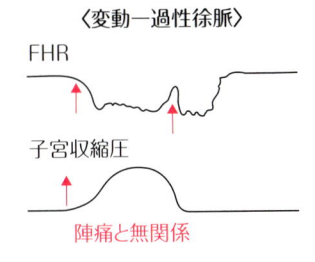

FHR

子宮収縮圧

陣痛と無関係

- **変動一過性徐脈**（variable deceleration）…臍帯圧迫 陣痛と無関係に徐脈が出現する．

原因：臍帯圧迫
↓
臍帯血流遮断
↓
胎児化学受容体反射
↓
胎児血圧上昇
↓
胎児圧受容体反射
↓
迷走神経刺激
↓
心拍数低下

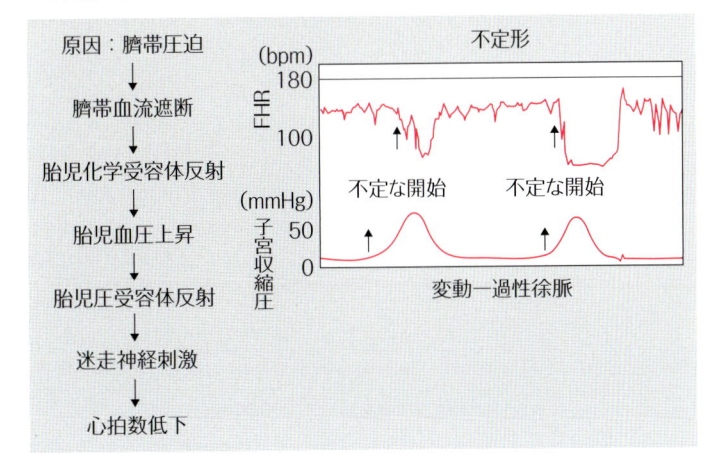

不定形／不定な開始／変動一過性徐脈

● 臍帯圧迫の解除により回復することもある．

- **サイナソイダルパターン**（sinusoidal pattern）…規則正しい正弦波形を示す．規則正しい正弦波形を示す

〈サイナソイダルパターン〉

FHR

子宮収縮圧

FHRは規則正しい正弦波形

・定義：基準心拍数 120〜160 bpm
・振幅 5〜15 bpm
・周期 2〜5 秒
・上下への正弦波様振動
・一過性頻脈がない

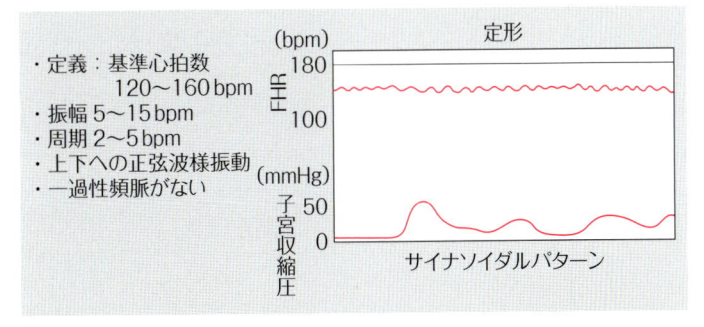

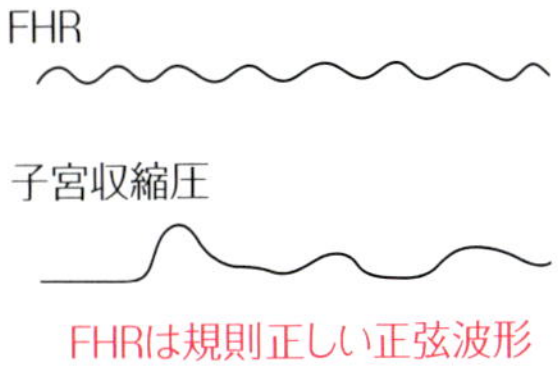

定形／サイナソイダルパターン

● 原因：胎児貧血，低酸素状態，胎児の心不全，常位胎盤早期剥離，Rh 血液型不適合など

③ノン・ストレステスト（NST；non-stress test）

ストレスのない状態で一定時間監視した胎児心拍状態から，胎児の健康状態を判定するテスト

・妊娠 32 週以降に行うのが適している．
・健康な胎児の評価は正確に診断できるが，胎児の低酸素状態の診断は必ずしも正確ではない（表 1-13）．
・NST で正確な診断が得られない場合に back up test として，CST，VAST，BPS，超音波検査等を行う．

表1-13 NSTによる診断（判定基準）と処置

判定	NST所見	判定基準	管理方針
Ⅰ型	reactive	一過性頻脈 （15ppm以上，15秒以上） 20分間に2以上	経過観察
Ⅱ型	nonreactive → reactive	一過性頻脈の消失 →触診による胎児刺激 →一過性頻脈の出現	NST
Ⅲ型	nonreactive	一過性頻脈の消失	NST頻回に（1日2回）
Ⅳ型	non-reassuring fetal status の疑い	持続性頻脈 軽度一過性徐脈 持続的な胎児心拍数 基線細変動の減少 sinusoidal patten	厳重注意　NST反復
Ⅴ型	non-reassuring fetal status	高度徐脈の持続 遅発一過性徐脈 高度変動一過性徐脈 胎児心拍数基線細変動の消失	帝王切開

（日母ME委員会）

＊**CST**：contraction stress test
（コントラクション・ストレステスト）
人為的な子宮収縮により胎児の健康状態を評価する．
① 10分間に3回以上の子宮収縮が出現したときの胎児心拍を観察する．
② オキシトシン負荷テスト（持続点滴，0.5〜1.0ml/分）で収縮を誘発する．

【判定基準】
・negative：遅発一過性徐脈は出現しない．
　　　　　　胎児はwell-beingで本格的な陣痛に耐えられる可能性が高い．
・positive：遅発一過性徐脈が子宮収縮の50％以上に出現．
　　　　　　本格的な子宮収縮に耐えられない可能性が高い．
・疑陽性：遅発一過性徐脈または変動徐脈が出現．

＊**VAST**：vibro-acoustic stimulation test（胎児振動音刺激試験）
・胎児に振動音で刺激を与え，その反応により胎児の健康状態を把握する試験．
・胎児が睡眠中なのか，低酸素血症なのかを判断することができる．
・正常であれば，睡眠中でも一過性頻脈がみられる．

表1-14 バイオフィジカル・プロファイルのスコアリング：手法と解釈

バイオフィジカル変数	正常スコア（スコア＝2）	異常スコア（スコア＝0）
胎児呼吸様運動（FBM） (fetal breathing movements)	30分間の観察中に30秒以上継続するFBMが1回以上	30分間にFBMが認められない，あるいは30秒以上継続するFBMが認められない
胎動 (gross body movement)	明瞭な身体／四肢の動きが30分間に3回以上（活発な連続運動のエピソードは1回の運動とみなす）	身体／四肢の動きが30分間に2回以下
胎児筋緊張 (fetal tone)	四肢または体幹の活発な伸展後に屈位へ戻る動きが1回以上．手の開閉も正常な緊張とみなす	1）緩徐な伸展後に部分的に屈位に戻る動き，または四肢を完全に伸展させる動き，あるいは 2）胎動は認められず，手は完全または部分的に曲がった状態
反応性胎児心拍数 (reactive FHR)	胎動に伴う胎児心拍数一過性頻脈（15拍／分以上，15秒以上継続）のエピソードが30分間に2回以上	30分間に胎児心拍数一過性頻脈のエピソードが1回以下，または一過性頻脈が15拍／分未満
定性的羊水量 (qualitative AFV)	2つの垂直断面像において2cm以上の羊水ポケットが1カ所以上	2つの垂直断面像において羊水ポケットがない，または2cm未満

（Cresy RK, Resnik R : Maternal-Fatal Medicine : Principles and Practice, 4th ed., p.322 WB Saunders, 1999）

* **BPS**：biophysical profile score
（バイオフィジカル・プロファイル・スコア）（表1-14）
胎児心拍モニタリングと超音波検査で評価する．

(2) 羊水
①量：羊水ポケット，羊水インデックス（AFI）

* 羊水ポケット

妊娠末期の羊水量の増減は胎児の尿量の増減と比例する．胎児が元気であれば，たくさんの尿を排泄し，胎児の状態が悪い場合は尿量も減少する．分娩時も胎児の健康状態を知るのに役立つ．

【判断基準】
・正常：2cm以上の羊水ポケットが2カ所以上
・異常：2cm未満の羊水ポケットが2カ所以上

* 羊水インデックス（AFI：amniotic fluid index）
4分画した子宮の各々の区域における羊水ポケットの合計

【判断基準】
・5〜20cm：基準値
・5cm未満：羊水過少
・20cm以上：羊水過多

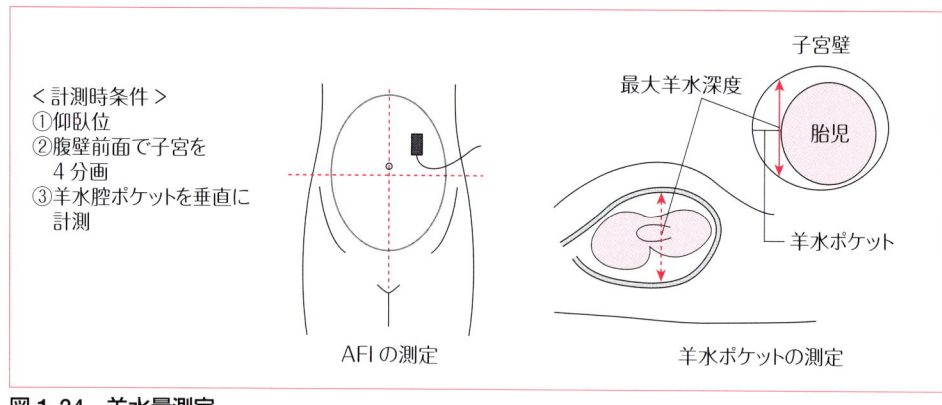

図 1-34　羊水量測定

②色
羊水の色は透明だが胎脂によって白濁したり，胎児が排泄する便によって混濁することがある

【判断基準】

・正常—白色 or 透明
・異常—混濁

〈原因〉低酸素症 - アシドーシス
　　　　↓
　　　腸管の蠕動運動亢進
　　　　↓
　　　胎便排泄

③肺成熟度：肺サーファクタント

（2-2 出生直後の児の生理的変化　参照）

(3) 胎児末梢血

〈方法〉経皮的臍帯血採取−母体腹壁から臍帯静脈血を採取
　　　　胎児末梢血−胎児先進部血液を採取
分娩中に何度もできる検査ではないので，最終的な胎児娩出時期を見極めるための診断方法と考える．

① pH 値

【判断基準】
・pH7.25 〜 7.35：基準値
・pH7.20　以下：胎児アシドーシス
・pH7.00　以下：高度胎児アシドーシス

②ガス分析

【判断基準】
・正常 PO_2：20 〜 30 mmHg
・正常 PCO_2：40 〜 50 mmHg

(4) 胎児機能不全の徴候

胎児機能不全（non-reassuring fetal status）

胎児が子宮内において，呼吸ならびに循環機能が障害された状態をいう．妊娠中・分娩中いずれの場合にもみられる（日本産科婦人科学会編：産科婦人科用語集．用語解説集．改訂2版，2008）

> **MEMO**
> 英国圏では胎児の状態を示すのに healty-stress-distress-death の順になり，「distress」は死の直前の状態と解されている．一方，「仮死」は心拍はあるが呼吸障害のある状態とされていて，fetal distress の訳語として好ましい用語ではない．
> （日本産科婦人科学会編：産科婦人科用語集・用語解説集，改訂2版，2008）

①激しい胎動
②産瘤の急激な増大
③胎動消失
④胎児発育遅延または停止
＊胎児機能不全は，必ずしも新生児仮死になるとは限らない．

non-reassuring FHR pattern：
①変動一過性徐脈（連続して出現，下降度が増していく，持続時間が延長）
②遅発一過性徐脈（子宮収縮に伴って連続して出現．15分以上出現する）
③遷延一過性徐脈（連続的で高度な徐脈）
④基線細変動の消失
⑤サイナソイダルパターン

〈NRFS；non-reassuring fetal status〉
①「胎児仮死」の概念的定義には変更を加えないが，日常臨床の場では胎児の状態を表現するための用語として「胎児仮死」は用いないようにし，胎児評価検査法の判定を胎児状態の表現法として用いる．ただし，保険請求上の診断名としては当面「胎児仮死」を使用する．
②胎児評価法の判定には「胎児仮死」あるいは "fetal distress" という用語は用いない．それに替わる用語としては，諸外国の committee opinion と足並みを揃える意味でも "non-reassuring fetal status" という英語をそのまま採用する．"non-reassuring fetal status" という胎児評価法の判定をもって胎児状態の臨床的な表現法とする．（日本産科婦人科学会周産期委員会「胎児仮死の用語と定義検討小委員会」報告．日産婦誌，53（5）：935-936，2001）

2）胎児機能不全に対する救急処置
(1) 応急処置

①母体の体位変換
②子宮収縮の減弱
③母体酸素投与
④羊水腔への人工羊水注入療法
⑤重炭酸ナトリウム（メイロン）
　その他，以下は継続して行う．
⑥母体の静脈確保
⑦母体の血圧・脈拍数の観察

① 母体の体位変換
仰臥位から側臥位（左）にする

仰臥位によって，妊娠子宮が大動静脈を圧迫するため，胎盤血流量が減少し胎児心拍の変動を招いている場合などは，体位変換によって胎盤血流量を回復することができる．また，臍帯や胎盤が圧迫されている場合は，体位変換により圧迫が解除されることもある．

② 子宮収縮の減弱
陣痛促進剤の中止，子宮収縮抑制剤の投与，硫酸マグネシウムの投与

陣痛促進剤を使用している場合は，速やかに中止する．β-アゴニスト（塩酸リトドリン）などの子宮収縮抑制剤を投与したり子宮胎盤循環を回復する目的で硫酸マグネシウム（マグネゾール）が投与されることもある．

③ 母体酸素投与
マスク法により5～6 l/分で30分間投与する

酸素投与を継続する場合は，10分間休んで投与する．これは，長時間投与により，子宮-胎盤血管の収縮をきたし，胎児への酸素供給を逆に阻害してしまうためである．ただし，分娩第2期は怒責による呼吸停止があるので，連続で投与しても影響は少ない．

④ 羊水腔への人工羊水注入療法

羊水過小あるいは羊水漏出により臍帯が圧迫されている場合に生理的食塩水等の人工羊水注入を行う．

⑤ 重炭酸ナトリウム投与

胎児アシドーシス改善のため，7％重炭酸ナトリウム（メイロン）20 ml を20～40％ブドウ糖液20～40 ml に混入し静注する．

(2) 急速遂娩
　① 鉗子分娩
　② 吸引分娩
　③ 帝王切開分娩
前述の方法で胎児機能不全が改善しないなどの胎児を早急に娩出させる必要性が生じた場合，急速遂娩を行う（図1-35）

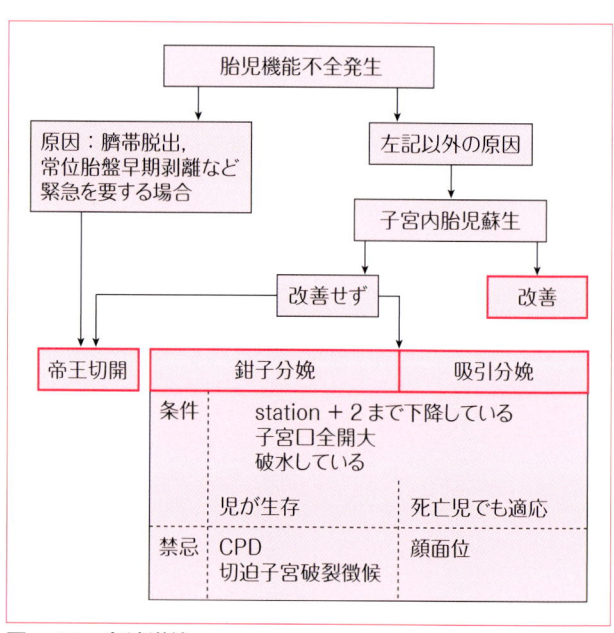

図1-35　急速遂娩

1-4　出生直後の児の看護

出生直後の新生児は，胎外環境へスムーズに適応し，順調な胎外生活を開始しなければならない．また，出生直後は，母と子が初めて出会い，その後の母子関係確立に重要な時期である．
出生直後の新生児にルチーンに行われる処置の中には，児の胎外生活への適応を遅らせる弊害を生じさせる処置があるため，胎外環境への適応過程を邪魔する過剰な処置は行わないことが大切である．また，出生直後の早期接触は，母子関係確立促進のためだけでなく，新生児の胎外環境への適応を最適に助けるメリットもあり，母子が安心して行える環境を整えることが重要となる．

1）出生時の観察

出生時直ちに行うことは，①蘇生の必要性の判定，②性別の判定，③処置を必要とする異常所見の有無の観察である．

(1) 蘇生の必要性の判定

胎児娩出後，臍帯切断しながら新生児の状態の評価を開始する

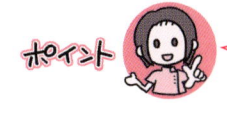

【判断基準】
・正期産児かどうか
・羊水に胎便や感染徴候はないか
・呼吸あるいは啼泣しているか
・筋緊張は良好か

> **ポイント**
> 出生前に新生児仮死のリスクを把握し，蘇生の準備を整えておく必要がある．新生児の蘇生の有無は新生児仮死の判定を待たずに判断し，必要時には直ちに開始されなければならない．

新生児仮死
原因のいかんを問わず，新生児にみられる呼吸不全徴候を主徴とする症候群である（日本産科婦人科学会：産科婦人科用語集・用語解説集，改訂2版，2008）

新生児仮死の表現方法には，アプガースコアによる方法とカゾー（Cazeau）の分類による表現があるが，アプガースコアが一般的に使用されている．

＊**アプガースコア**（表1-15）
　出生直後の新生児の胎外環境への適応を評価する方法
・出生後1分後と5分後に採点する．スコアが7点以下の場合には，8点に達するまでの時間を記録する．
・1分後は出生時の児の状態を，5分後は児の蘇生への反応や予後を反映する．

＊**シルバーマンスコア**（表1-16）
　新生児の呼吸状態を表現する方法で，2点以上を呼吸窮迫と判定する．

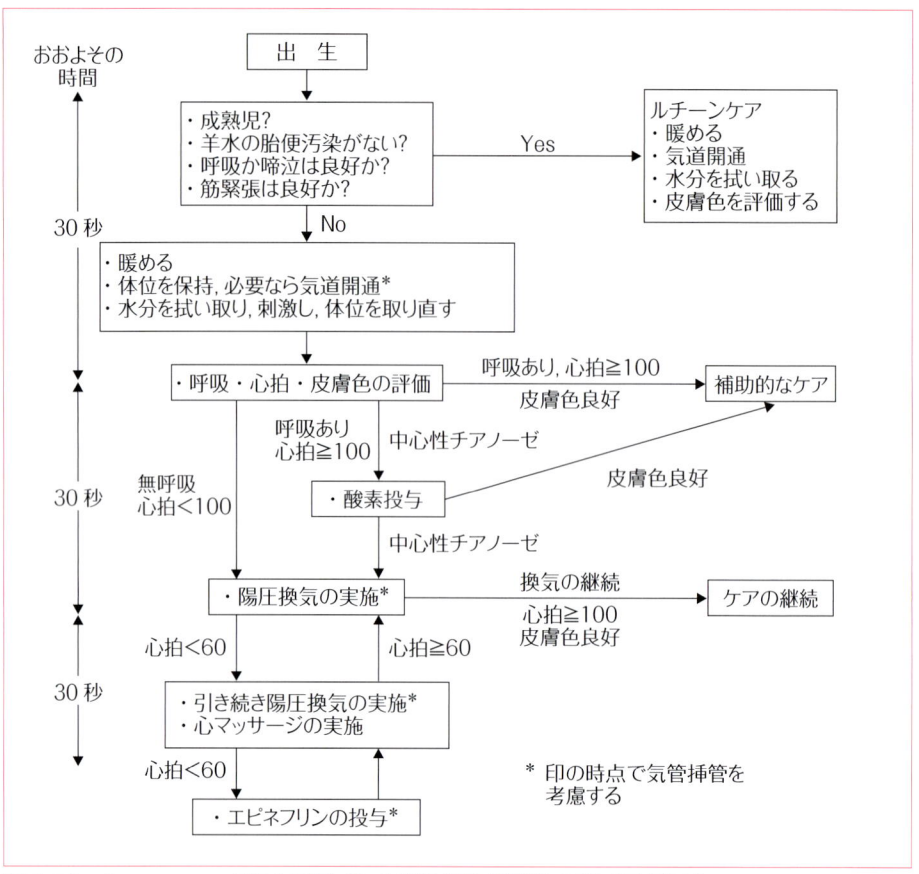

図1-36 Consensus 2005に基づいた新生児心肺蘇生のダイアグラム

(Circulation 2005；112：IV-188-IV-195)

表1-15 アプガースコアの採点表

点数	0	1	2
皮膚色（Appearance）	顔面蒼白または暗紫色	四肢チアノーゼ	全身淡紅色
心拍数（Puls）	ない	緩徐（100以下）	正常（100以上）
反射性（Grimace）	反応がない	顔をしかめる	泣く
筋緊張（Activity）	だらりとしている	いくらか四肢を曲げる	四肢を活発に動かす
呼吸（Respiration）	ない	弱々しい泣き声	強く泣く

採点基準
8点以上　正常
5〜7点　軽度仮死
3〜4点　中等度仮死
0〜2点　重度仮死

表1-16 シルバーマンのリトラクションスコア

(Silverman, WA, 1956)

点数	0	1	2
胸と腹の運動	同時に上下する	胸がわずかに動き，腹だけが大きく上下	胸と腹はシーソー運動
肋間陥没	なし	わずかに認められる	著明に陥没
剣上突起部陥没	なし	わずかに	著明
あごの沈下（鼻翼呼吸）	なし	顎は下がるが，口はとじている．鼻翼はわずかに動く	顎が下がり，口を開く（鼻翼呼吸著明）
呼気性呻吟	なし	聴診器でわかる	著明

(2) 全身の観察　　蘇生の有無の判断，臍帯切断に続いて，性別の判定とともに，心音・呼吸音の聴取，外表奇形の有無，活動性，顔貌，皮膚の色などの視診によって，直ちに処置が必要な異常所見がないかを観察する．

2) 出生直後のケア

(1) 気道の確保
- 口腔内や鼻腔内の粘液は，出生時に自然に排出される．出生後はガーゼで鼻や口から出た羊水をやさしく拭い，羊水混濁がなく啼泣している時は吸引の必要はない．体位変換により羊水や気道分泌液の排出を促す．
- 口鼻腔吸引は，時に迷走神経反射を誘発し徐脈や無呼吸を起こしたり，気道や口腔粘膜を損傷するので，もし吸引が必要な場合は気道を傷つけないようやさしくそっと行う．

(2) 保温　　出生前後の環境温度の急激な変化は，新生児の体温を急速に低下させるため，児の体温を 36.5℃〜37.5℃ に維持するケアが必要となる．

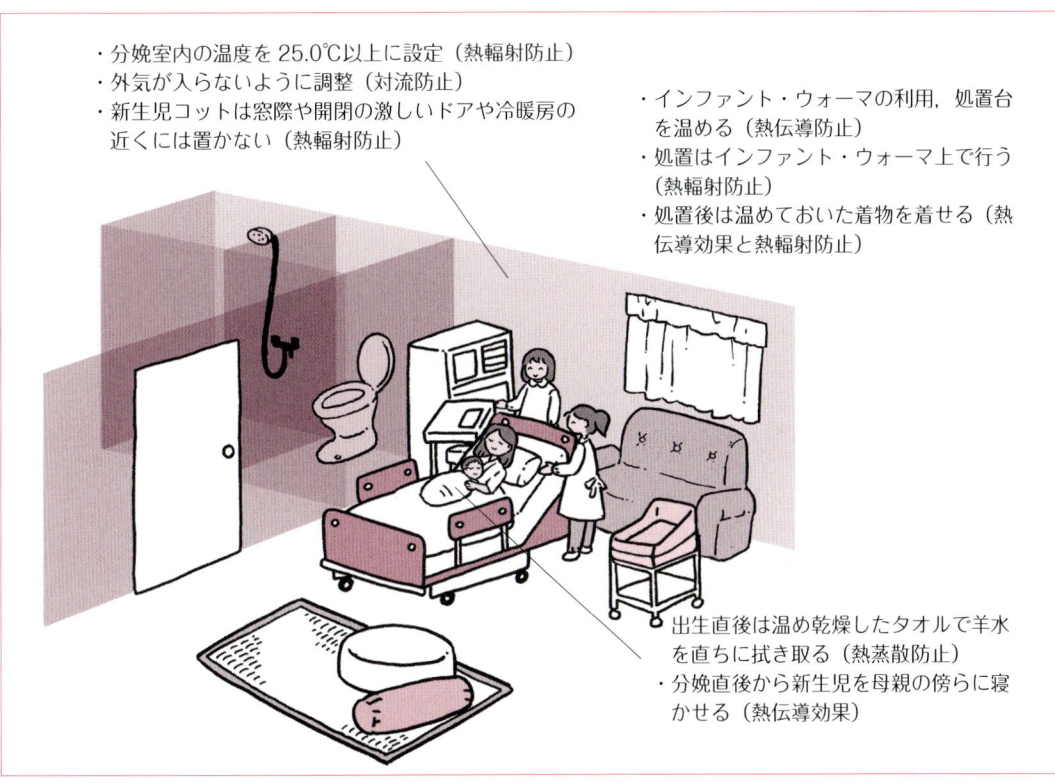

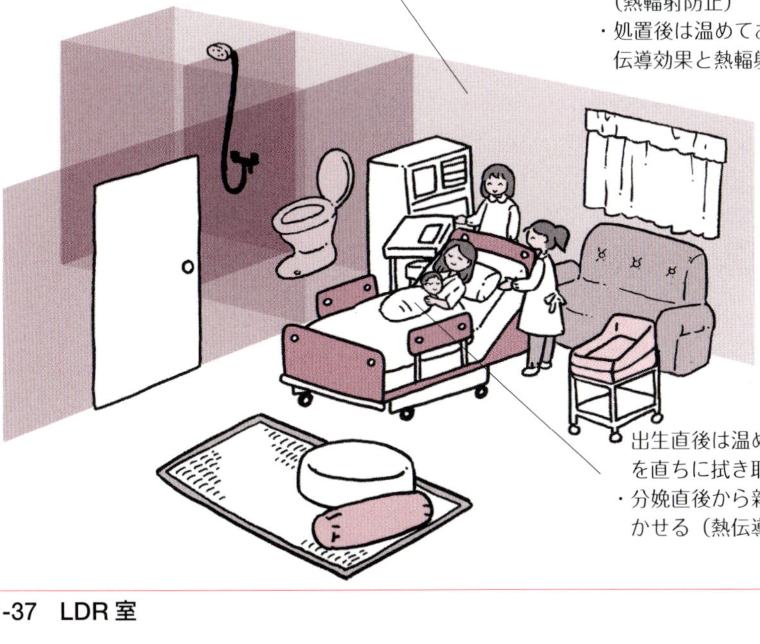

- 分娩室内の温度を 25.0℃以上に設定（熱輻射防止）
- 外気が入らないように調整（対流防止）
- 新生児コットは窓際や開閉の激しいドアや冷暖房の近くには置かない（熱輻射防止）
- インファント・ウォーマの利用，処置台を温める（熱伝導防止）
- 処置はインファント・ウォーマ上で行う（熱輻射防止）
- 処置後は温めておいた着物を着せる（熱伝導効果と熱輻射防止）
- 出生直後は温め乾燥したタオルで羊水を直ちに拭き取る（熱蒸散防止）
- 分娩直後から新生児を母親の傍らに寝かせる（熱伝導効果）

図 1-37　LDR 室

(3) 母子接触の開始

早期接触中のケア
①保温
②気道開通
③皮膚乾燥
④皮膚色のチェック

・出生時に正常新生児と評価され異常所見がなくリスク因子もなければ，出生後直ちに母子接触を開始し，最初の授乳がすむまで直接肌と肌のふれあいを続けるようにする．
・早期接触中は常に気道が開通されているよう気を配り，鼻や口から吐き出した分泌物は拭うようにする．
・母親に抱かれた児の水分を拭き取った後，乾燥した温かいタオルで覆い，必要時帽子を被せると，母親の体温で児の体温を維持することができる．

〈早期接触の意義〉
・出生直後から母と子が肌と肌の接触をもつことは，心理学的，細菌学的観点から重要であり，WHOは出生直後の新生児ケアとして推奨している．
・早期接触は，新生児が子宮内から子宮外への劇的な変化に対応するための最適な環境を与え，生理的適応を助ける表1-17のような意義がある．

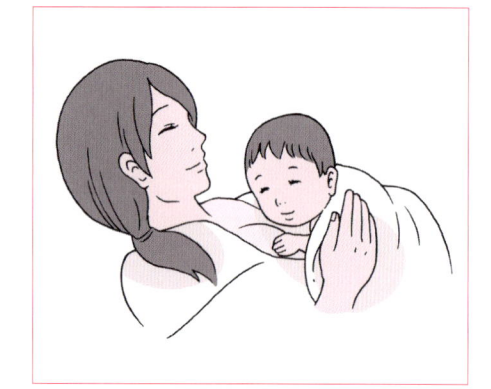

図1-38 母子早期接触

表1-17 早期接触の意義

①母親と児を落ち着かせ，児の心拍と呼吸の安定化を助ける．

②児の低体温を予防する．

③児の代謝性アシドーシスからの改善を促進し，血糖値を安定させる．

④児の啼泣を減少させることにより，ストレスとエネルギー消費を減らす．

⑤児は生後1～2時間覚醒しているので，その間に母親と児のきずなを結ぶことが促進される．その後は児が長い眠りに入ることが多い．

⑥児が乳房を探し当て，自分で吸い付くようにさせると，生後数時間母子分離をした場合よりも効果的に吸啜できるようになることが多い．

⑦初乳には緩下剤様の作用があり，これを早期に哺乳すると胎便の排出が促され高ビリルビン血症を予防する．

⑧母親の常在細菌叢が児に移行する．児の腸管に定着した常在細菌叢は，ほかの病原性菌の定着を阻止し感染を予防する．

（大矢公江：出産直後の新生児の扱い方―正期産児．周産期医学，37(1)：11-15，2007より）

(4) 母児標識

新生児の取り違え防止や災害時の対応のために，母親と新生児を識別できる標識を装着する．
新生児標識の種類は，バンド形式，札形式，直接児体に記入する方法がある．
新生児の標識は少なくとも2種類の併用が必要であり，最初につけるものを第1標識，次につけるものを第2標識とする．

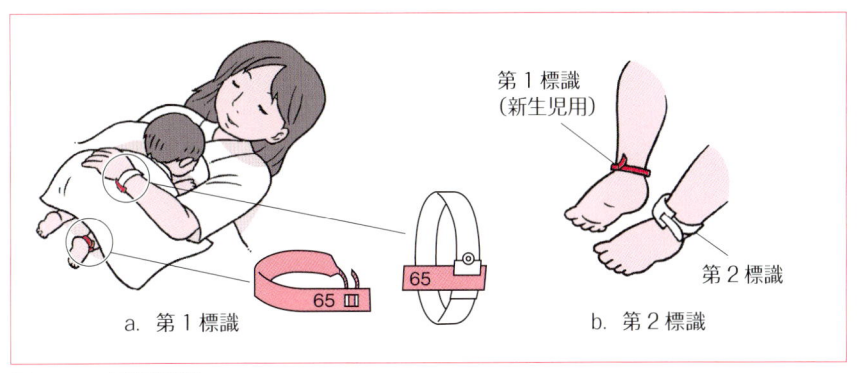

図 1-39　母児標識

　a. 第1標識　　　b. 第2標識

第1標識は，標識番号が同じであることを母親と確認した後，母親用と新生児用を出生前に母親の手首または腕に装着しておく．出生直後，臍帯切断前に新生児用の標識をはずし，児の手首または足首に装着する．第2標識は出生後の処置終了後なるべく早期に装着する．母児標識は退院するまでははずさない．

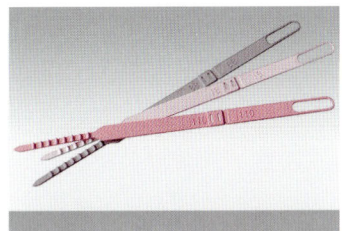

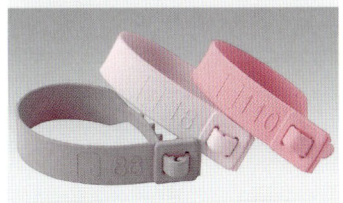

ソフト母子ネームバンド®（ソフトメディカル）　アトム母子ネームバンド®（アトムメディカル）　アトム新生児ネームバンド®（アトムメディカル）

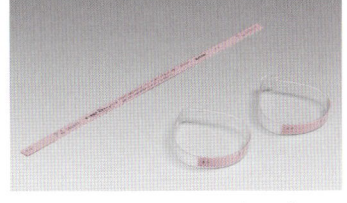

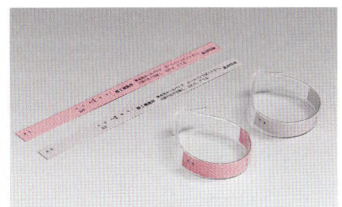

図 1-40　母子ネームバンドの例

(5) 清潔

- 出生後，まずただちに温かい乾いたタオルで体表の羊水や血液を拭き，児の状態が安定した後に，温かい湿ったタオルで拭き取る．
- 顔面や頭部の血液，陰股部などのしわの部分の過剰な胎脂を拭き取るだけでよく，胎脂を無理にこすり取る必要はない．
- 出生直後の沐浴は，体温の喪失とエネルギー消耗をきたすという面から行われない傾向にある．

MEMO

胎脂の生理的意義

胎脂には保湿作用と殺菌作用があり，新生児の皮膚表面の感染防御に効果がある．早期接触の時，児はまず手や前腕に付いた羊水のにおいを嗅ぎ，なめてその後，母親の乳房を探し求め吸着する．出生直後の沐浴はこれらの胎脂や羊水を洗い流してしまう

(6) 全身状態の観察
①健康診査

分娩外傷や外表奇形，重大な疾患がないか，チェックリストを用いて全身を系統的に観察する（表1-18）．

表1-18 新生児全身状態の観察項目（新生児室入室時チェックリスト）

記録者＿＿＿＿＿＿＿＿＿＿

氏名	男　　　　女	出生：平成　　年　　月　　日　　時　　分 入室：　　　　　　　月　　日　　時　　分	妊　　　産
分娩様式 適応	分娩	在胎週数　　　　　週　　　日 Apgar score　1分後　　点→5分後　　点	今回の妊娠中の異常：無・有 （　　　　　　　　　　　）
出生体重 頭囲	g　　　　身長　　　　cm cm　　　　胸囲　　　　cm		母体合併症の：無・有 （　　　　　　　　　　　）
出生時処置	無　　有（　　　　　　　　　　　　　　　　　　　　　　　　　）		
初回排泄	排尿（　　月　　日　　時　　分）　排便（　　月　　日　　時　　分）		
身体計測値	前後径　　　　cm　　大横径　　　　cm　　小横径　　　　cm 大斜径　　　　cm　　小斜径　　　　cm 肩　幅　　　　cm（周囲　　　　cm）　腰　幅　　　　cm（周囲　　　　cm）		
一般状態 　呼吸 　心拍 　体温 　姿勢 　筋緊張 　活動性 　啼泣力	呼吸数　　/分　　規則的　非規則的　浅い　早い　遅い 肺音（　清　雑　エア入り：良好・不良　） 心拍数　　/分　　整　不整　心雑音（　＋、－　） T＝　　　℃　　冷感：無　有（部位　　　　　　　　　　　） ①　　　②　　　③　　　④　　　⑤その他 正常　　硬い　　弱い　　だらりとしている 活発に手足を動かす　　動かさない　　刺激過敏　　無気力 自発啼泣　　刺激啼泣（　弱い　強い　普通　異常啼泣　）		
皮膚	チアノーゼ　蒼白　紅斑　血管腫　黄疸　浮腫　膿胞疹　その他 （部位　　　　　　　　　　　　　　　　　　　　　　　　　）		
頭部	頭血腫　産瘤　骨重積　大泉門（　陥没　膨隆　過大　過小　）		
四肢	合指・多指（趾）症　　欠損　　内・外反足　　筋緊張不良・硬直　　左右不対称		
顔面	眼：眼球突出　眼間離開　結膜出血　白内障　無虹彩　落陽現象　斜視 鼻：鞍鼻　後鼻腔閉鎖 耳：耳介低位　変形　副耳　左右非対称 口：口角下垂（啼泣時）　口唇裂　口蓋裂　魔歯 顎：小顎		
躯幹	胸部：漏斗胸　変形　乳腺腫脹 腹部：膨満　緊張　腫瘤 臍：出血　血腫　臍帯ヘルニア 脊椎：髄膜瘤　変形　弯曲		
外陰部	停留睾丸　半陰陽　陰嚢水腫　鼠径ヘルニア　大陰唇成熟・未成熟		
肛門	鎖肛		
反射	モロー　吸啜　把握　バビンスキー　ペレー		
分娩外傷	出血　骨折　麻痺　　（部位　　　　　　　　　　　　　　　　）		
その他			

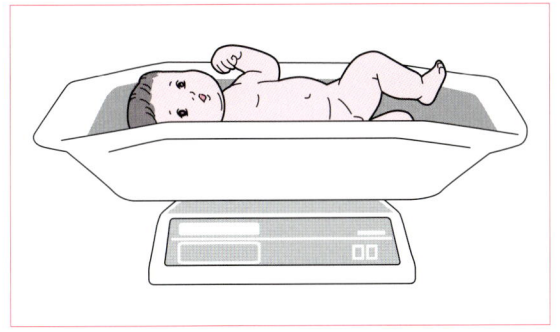

図1-41　体重測定（男児 平均3.1kg　女児 平均3.0kg）

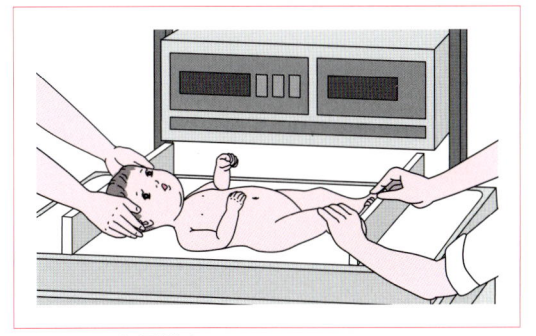

図1-42　身長測定（平均49〜50cm）

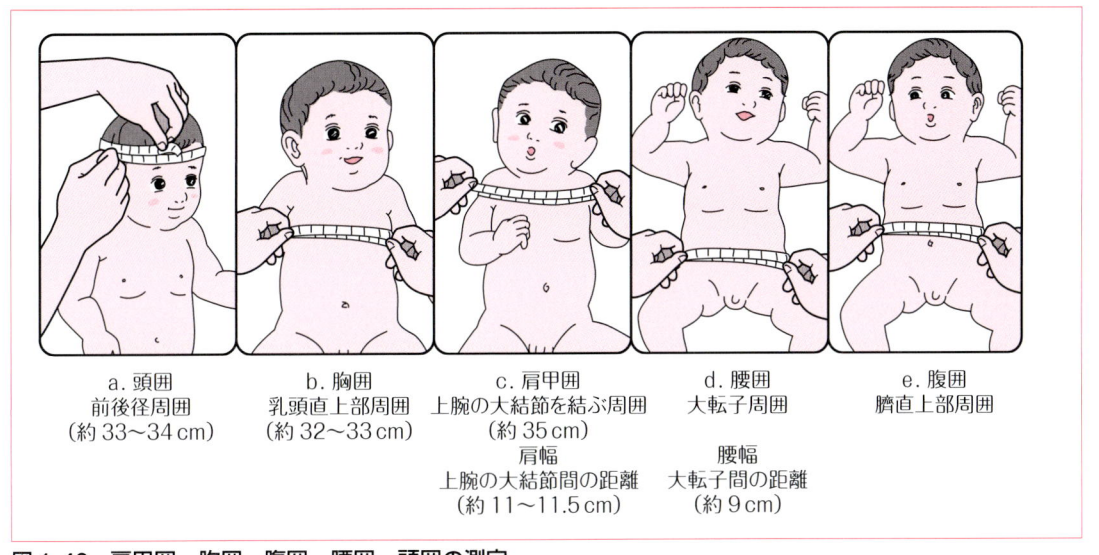

a. 頭囲
前後径周囲
（約33〜34cm）

b. 胸囲
乳頭直上部周囲
（約32〜33cm）

c. 肩甲囲
上腕の大結節を結ぶ周囲
（約35cm）
肩幅
上腕の大結節間の距離
（約11〜11.5cm）

d. 腰囲
大転子周囲
腰幅
大転子間の距離
（約9cm）

e. 腹囲
臍直上部周囲

図1-43　肩甲囲，胸囲，腹囲，腰囲，頭囲の測定

②発育状態・成熟度の評価

a. 身体計測　　出生時の身体計測値は，胎内での発育状態を知る指標であると同時に，その後の発育の評価に重要な情報となる．（図1-41〜43）

b. 在胎別出生時体格基準曲線による評価　　胎内での発育と出生時の児の体格を評価し，ハイリスク児をスクリーニングする（図1-44）．

c. 成熟度評価
・児の成熟度は在胎週数によって表されるが，在胎週数と身体計測値に明らかに差がある場合，成熟度評価により在胎週数を再評価する必要がある．
・判定方法にはDubowitz法やNew Ballard法（図1-45）があり，神経学的所見と外表所見を組み合わせて評価し，在胎週数を推定する．

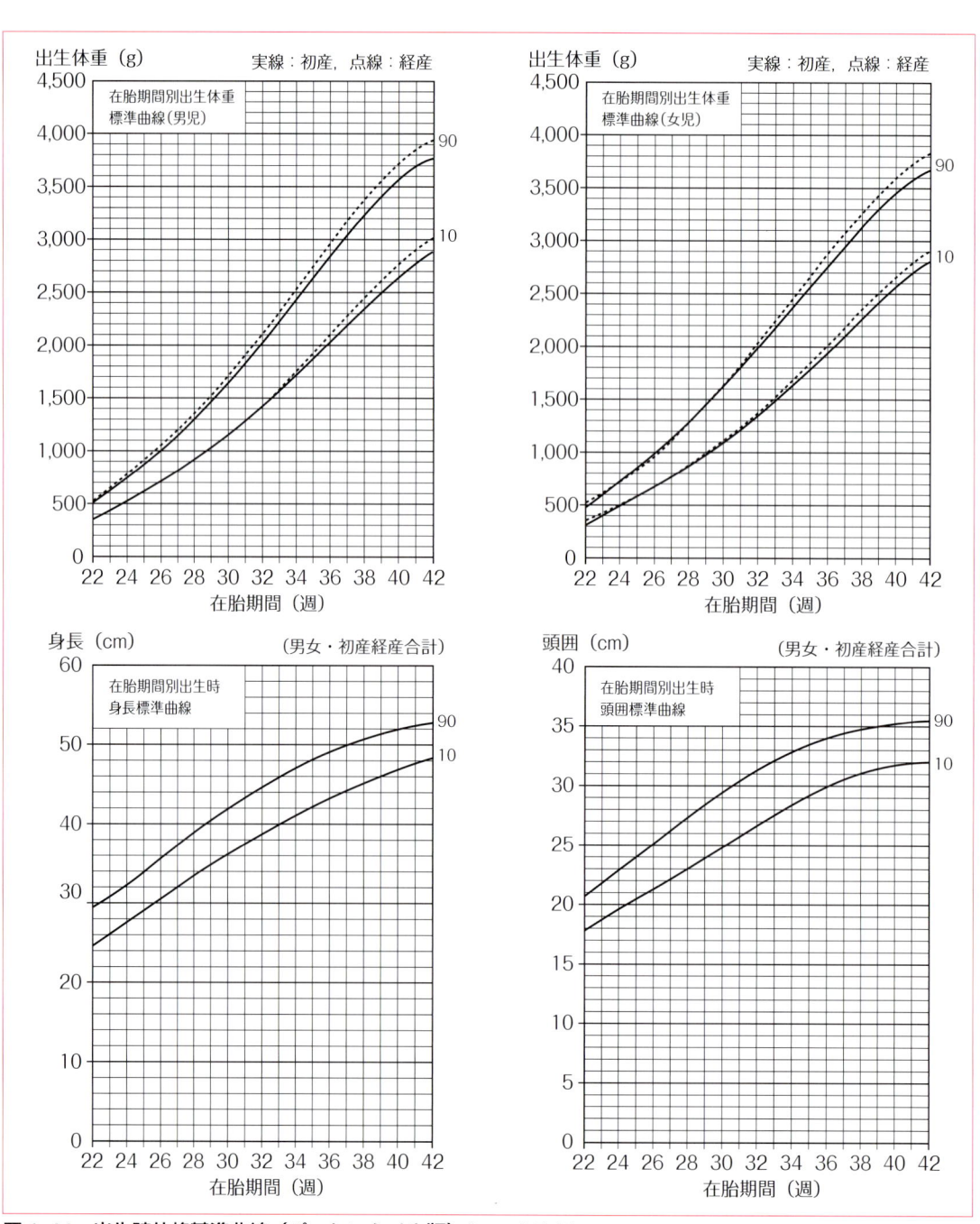

図 1-44　出生時体格基準曲線（パーセンタイル版）（2010年改定）

（板橋家頭夫，他：日本小児科学会雑誌 114(8)：1273-1274 より改変）

> **MEMO**
>
> 日本人の在胎別出生時体格基準曲線は，体重においては男女別とし，30週以降に初産・経産の別を書き加えたもの，頭囲・身長は全体をひとつにまとめたものが採用されている

a. 神経学的所見

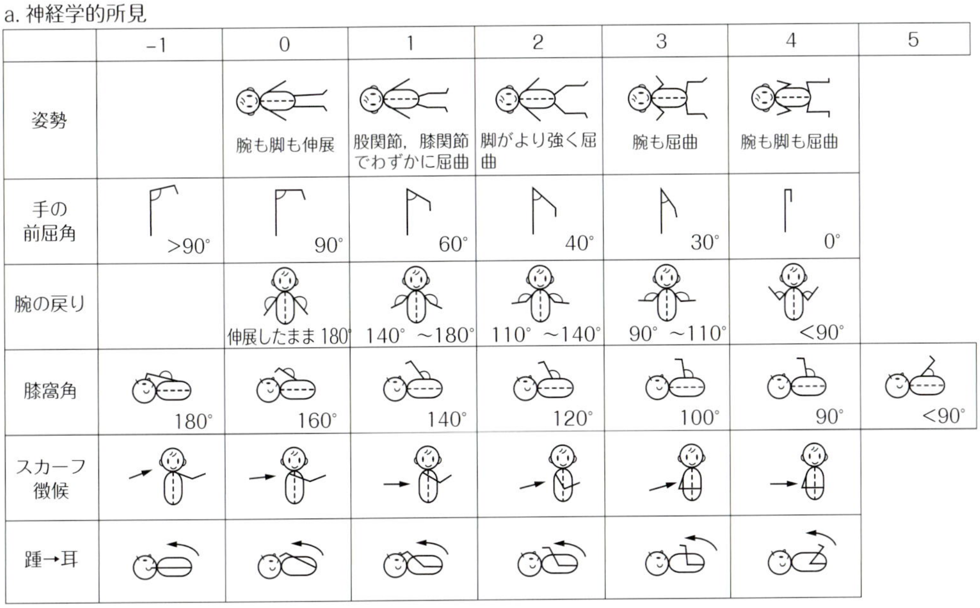

	−1	0	1	2	3	4	5
姿勢		腕も脚も伸展	股関節，膝関節でわずかに屈曲	脚がより強く屈曲	腕も屈曲	腕も脚も屈曲	
手の前屈角	>90°	90°	60°	40°	30°	0°	
腕の戻り		伸展したまま180°	140°〜180°	110°〜140°	90°〜110°	<90°	
膝窩角	180°	160°	140°	120°	100°	90°	<90°
スカーフ徴候							
踵→耳							

b. 外表所見

	−1	0	1	2	3	4	5
皮膚	湿潤しているもろく，透けて見える	ゼラチン様紅色で半透明	滑らかで，一様にピンク静脈が透けて見える	表皮の剥離または発疹静脈はわずかに見える	表皮の亀裂体の一部は蒼白静脈はほとんど見えない	厚く，羊皮紙様深い亀裂血管は見えない	なめし革様亀裂しわが多い
うぶ毛	なし	まばら	多数密生	うすくまばら	少ないうぶ毛のない部分あり	ほとんどない	
足底表面 足底部のしわ	足底長40〜50mm:−1 <40mm:−2	足底長<50 mm なし	かすかな赤い線	前1/3にのみ	前2/3にのみ	全体にしわ	
乳房	わからない	かろうじてわかる	乳輪は平坦乳腺組織は触れない	乳輪は点状乳腺組織は1〜2 mm	乳輪は隆起乳腺組織は3〜4 mm	完全な乳輪乳腺組織は5〜10 mm	
眼/耳	眼裂は融合している ゆるく:−1 かたく:−2	眼裂開口している耳介は平坦で折り重なったまま	耳介にわずかに巻き込みあり軟らかく折り曲げるとゆっくり元に戻る	耳介に十分な巻き込みがあり軟らかいが折り曲げるとすぐに元に戻る	耳介に十分な巻き込みあり硬く，折り曲げると瞬時に元に戻る	耳介軟骨は厚く耳介は十分な硬さあり	
性器(男児)	陰囊部は平坦で表面はなめらか	陰囊内は空虚陰囊のしわはわずかにあり	睾丸は上部鼠径管内陰囊のしわはわずかにあり	睾丸は下降陰囊のしわは少ない	睾丸は完全に下降陰囊のしわは多い	睾丸は完全に下降し，ぶらさがる．陰囊のしわは深い	
性器(女児)	陰核は突出陰唇は平坦	陰核は突出小陰唇は小さい	陰核は突出小陰唇はより大きい	大陰唇と小陰唇が同程度に突出	大陰唇は大きく小陰唇は小さい	大陰唇が陰核と小陰唇を完全に被う	

評点	
スコア	週数
−10	20
−5	22
0	24
5	26
10	28
15	30
20	32
25	34
30	36
35	38
40	40
45	42
50	44

図 1-45　New Ballard法（長谷川　功：最新NICUマニュアル．第3版，診断と治療社，p.236, 2005）

(7) 臍処置	・出生直後，切断された臍帯断端の3本の血管（動脈2本，静脈1本）と臍からの出血の有無を確認する． ・消毒用アルコールで消毒を行い，感染防止に努め，通常はガーゼで被わず，できるだけ早く乾燥させることが重要である．
(8) 眼処置	産道感染による結膜炎の予防のため抗生剤の点眼を行うが，点眼は児の開眼を妨げるため，母親と児がアイコンタクトをとり，きずなを結ぶことができるよう，十分な早期接触後に点眼を行うようにする．

文献
1) 大矢公江：出産直後の新生児の扱い方—正期産児．周産期医学，37（1）：11-15，2007．
2) 青木康子・他編：第3版助産学体系4　産褥・新生児・乳幼児の生理と病態．日本看護協会出版会，2003．
3) 青木康子・他編：第3版助産学体系9　助産診断・技術学Ⅲ．日本看護協会出版会，2003．
4) 和田　攻編：実践臨床看護手技ガイド．第2版，文光堂，2003．
5) 我部山キヨ子・他編：助産学講座7　助産診断・技術学Ⅱ［2］分娩期・産褥期．医学書院，2007．
6) 西村正子・他編：ウエルネス看護診断による母性．改訂版，日総研，2003．
7) 宮崎和子監修：看護観察のキーポイントシリーズ　改訂版　母性Ⅱ．中央法規出版，2000．
8) 長谷川　功：最新NICUマニュアル．第3版，診断と治療社，p.236，2005．

第2編

分娩時の母児のケアに必要な知識

2-1 分娩の三要素

産婦ケアの基本として，当然のことながら基礎知識を学習しておかなければならない．中でも分娩の三要素は，基本中の基本である．三要素それぞれに関する解剖生理，妊娠による変化，分娩による影響，以上について根拠に基づく把握が必要である．これらは，助産師としての的確な分娩経過の診断および予測，産婦および家族への適切なケアのエビデンスとなる．

3つのP
産道 Passage
　骨産道
　軟産道
娩出力 Power
　陣痛
　腹圧
娩出物 Passenger
　胎児
　付属物
＋心理 Psyche を加えて4P という考え方もある

分娩は3要素（＋心理）で常にみていくこと

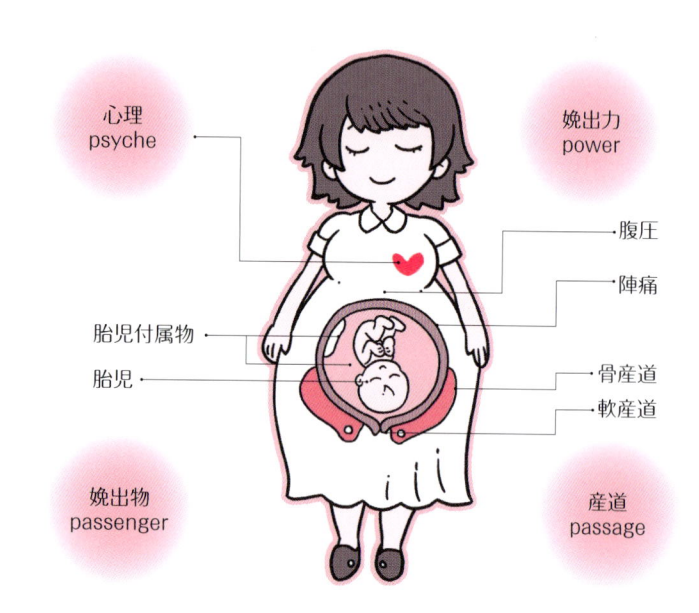

外側の骨盤からなる骨産道と，その内側にあたる軟産道から構成される．

1) 産道　Passage

分娩時に胎児およびその付属物の通る経路（通過管）を産道という

(1) 骨産道

骨産道は骨盤により囲まれている

① 骨盤の形態

a. 骨盤を構成する骨（図2-1）
　仙骨，尾骨，左右の寛骨（腸骨＋坐骨＋恥骨）

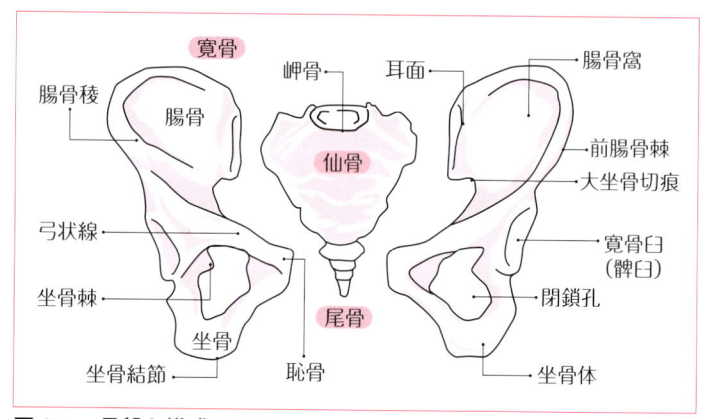

図2-1　骨盤を構成する骨

b. 骨盤の役割
・体幹底部の形成
・体幹と下肢の連結
・体幹の支持
・腹部内臓器の支持
・妊娠子宮の支持

骨盤は，内臓と脊椎を支えそれらの重さを両脚に分配する．そして大腿骨との間に股関節を形成し，下肢の基部としての役割を担う．さらに，小腸や直腸，生殖器，膀胱，子宮などの内臓を包み衝撃から守る．妊娠時は子宮を包み外部の衝撃から守り，胎児およびその付属物の通過管（産道）となる．

c. 骨盤の妊娠による変化
　ホルモンの働きにより骨盤関節の諸靭帯が弛緩する

妊娠により恥骨結合は数ミリ離開する．

d. 骨盤の分娩中の変化

寛骨・仙骨・尾骨は，わずかだが可動性があり，児頭の下降により骨産道は広がる（図2-2）．

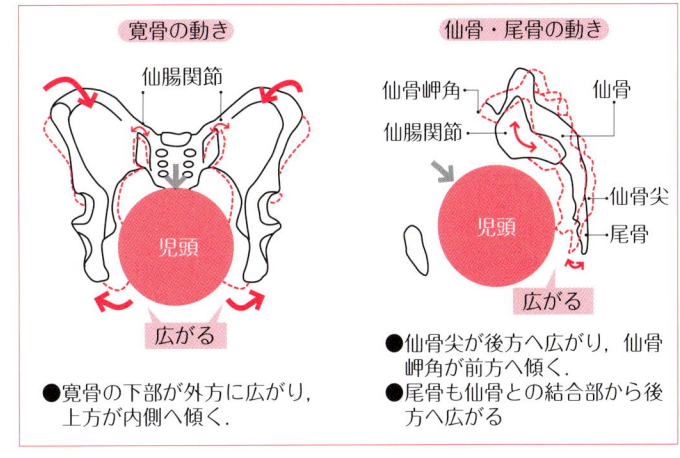

寛骨の動き
● 寛骨の下部が外方に広がり，上方が内側へ傾く．

仙骨・尾骨の動き
● 仙骨尖が後方へ広がり，仙骨岬角が前方へ傾く．
● 尾骨も仙骨との結合部から後方へ広がる．

図2-2　寛骨・仙骨・尾骨の動き（医療情報科学研究所編：病気がみえる vol. 10 産科．メディックメディア，2007．）

> **ポイント**
> 仰臥位分娩の場合，仙腸関節に体重がかかり寛骨・仙骨の可動性が失われてしまうため骨盤の広がりは期待できない．側臥位や，四つんばい分娩であれば骨産道は広がりやすくスムーズになる．

②**骨盤の区分**

・**大骨盤**
　大骨盤は胎児娩出に直接は関与しないが，骨盤外計測などの方法で小骨盤の大きさや異常を推測できる

骨盤は，骨盤分界線により大骨盤と小骨盤に分けられる．
骨盤分界線は，恥骨稜と弓状線，岬角からなる仮想線である．前方は腹壁筋層，両側方は腸骨翼，後方は脊柱で囲まれた漏斗状に開いた部分である．

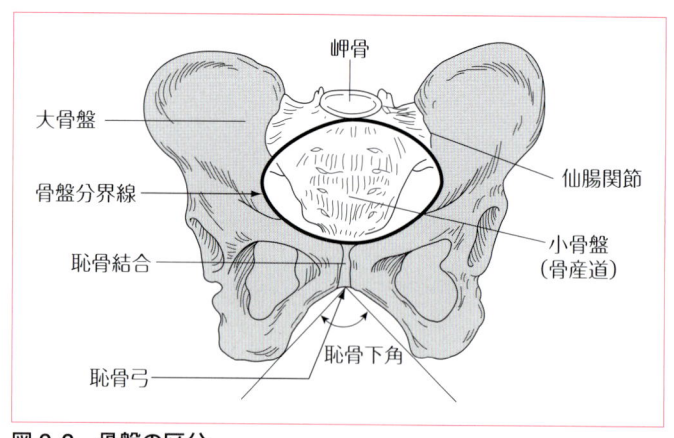

図2-3 骨盤の区分

> **MEMO 解剖学的真結合線**
> 骨盤入口部の前後径であり，仙骨岬の中央から恥骨結合上縁までの最短距離．平均11.0 cm．

- **小骨盤（骨産道）**

  小骨盤は分娩の際に胎児に対して大きな抵抗を及ぼすため，その形と大きさは産科学的に重要である

> **MEMO 産科的真結合線**
> 仙骨岬の中央から恥骨結合後面までの最短距離．平均10.7 cm．

前方と前側方は腸骨により形成され，後方は仙骨と尾骨によって囲まれた部分である．その内腔はやや前方に弯曲した円筒形であり，骨盤腔と呼ばれ産道を形成する（図2-3）．

【小骨盤腔の区分】（図2-4）
小骨盤腔は4つの仮想の平面で区分され，骨盤の形態や広さ，分娩の進行状態を判断するために役立つ．しかし，分娩中に胎児先進部の下降状態を骨盤平面との比較のみで表現することは立体構造の骨盤腔では困難であるため，日本産科婦人科学会では骨盤平面に深さを加えた4つの部位に区分した．

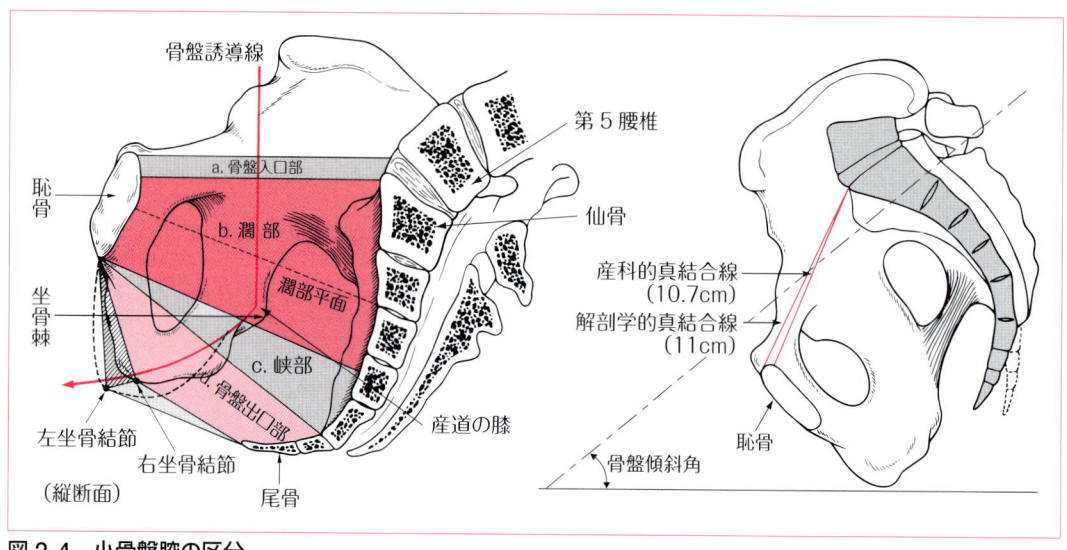

図2-4 小骨盤腔の区分

a. 骨盤入口部

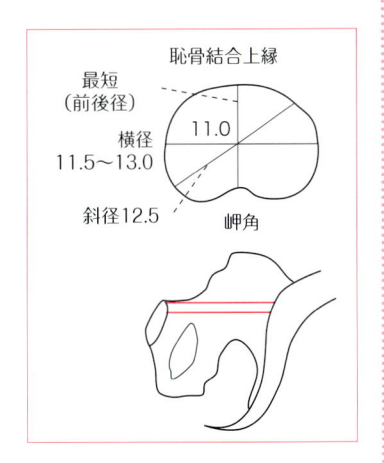

骨盤入口平面は，前方は恥骨結合上縁，側方は骨盤分界線，後方は岬角を結ぶ横楕円形の平面である．骨盤入口部は，入口平面を上限とし，骨盤分界線の最下縁を通り，入口平面に平行な面を下限とする腔間である．

【骨盤入口面の形態】
CaldwellとMoloyは骨盤入口面を4つの基本型に分類した．（図2-5）
日本人では女性型が多いが，最近では生活習慣の欧米化によって，細長型の骨盤が増えている．

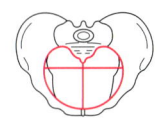

a：女性型（横楕円）
骨盤入口が円型で児の娩出に適している

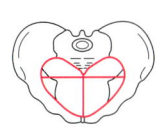

b：男性型（ハート）
骨盤入口はハート型で前方が漏斗状に狭まる

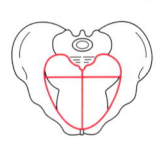

c：細長型（縦楕円）
骨盤入口は縦長型

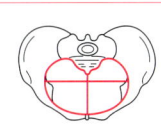

d：扁平型（狭骨盤）
骨盤入口は横長の卵円形で前後径が短い．狭骨盤の代表である

図2-5　骨盤のCaldwell-moloy分類

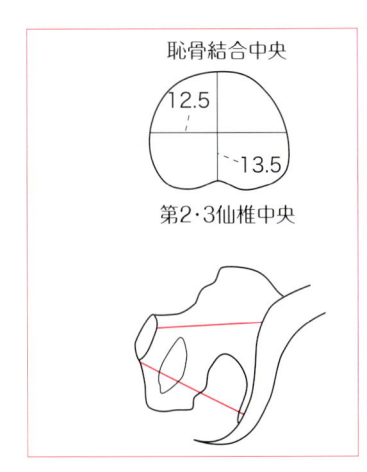

b. 骨盤濶部

骨盤濶平面は，前方は恥骨結合後面中央，側方は寛骨臼内面中央，後方は第2・第3仙椎接合部を結ぶ平面である．小骨盤腔の中で最も広い部分であり，斜径が長く，前後径が短い．骨盤濶部は，入口部下限を上限とし，恥骨結合下縁から左右坐骨棘を通り仙骨前面に至る平面を下限とした腔間である．この部分は広く，骨盤腔の大部分を占める．濶部は，濶平面で上腔と下腔に分かれる．

c. 骨盤峡部

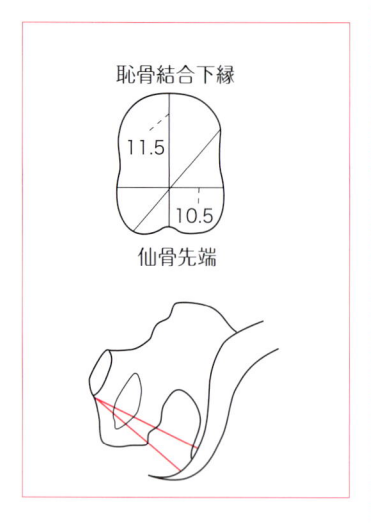

骨盤峡平面は，前方は恥骨結合下縁，側方は坐骨棘，後方は仙骨先端を結ぶ平面である．縦長の楕円形で小骨盤腔の中で最も狭い部分である．骨盤峡部は，峡平面を上限とし，恥骨結合下縁と仙骨先端を結ぶ平面を下限とした腔間である．

d. 骨盤出口部

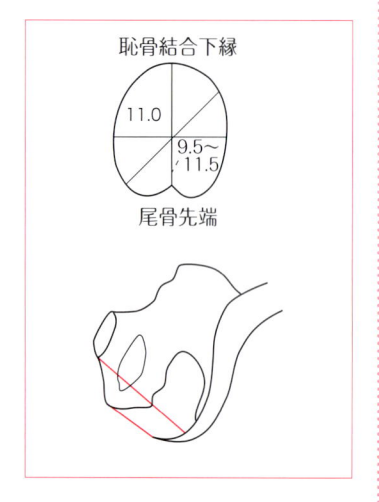

骨盤出口平面は，前方は恥骨弓，側方は，坐骨結節，後方は尾骨先端を結ぶ平面である．形状は円形であり，前後径が長く，児頭の下降により尾骨が後方に押し広げられて約2～3cm延長する．斜径が短い．骨盤出口部は，峡部下限を上限とし，下限は二つの面からなる腔間である．一つは坐骨結節間径を底辺とし，この底辺と恥骨結合下縁を結ぶ面であり，もう一つはこの底辺と尾骨先端とを結ぶ平面である．

③ **骨盤径線**

a. 骨盤誘導線（骨盤軸）
　分娩時，胎児は骨盤誘導線に沿って下降し娩出される

骨盤入口，骨盤濶，骨盤峡，骨盤出口の各平面の縦径（前後径）の中心を結び仙骨尾骨の前面とほぼ平行する仮想の軸線を骨盤誘導線（骨盤軸）という．

b. 産道の膝
　骨盤誘導線の方向転換点であり，児頭の第2回旋はこの部分で行われることが多い

骨盤誘導線は骨盤入口部から骨盤濶部にかけては第1平行平面に垂直な線であるが，濶部のやや下方で前方に弯曲する．この弯曲部を産道の膝という．

c. 骨盤傾斜
　直立位のとき骨盤入口面は水平面と平行ではなく傾斜している．これを骨盤傾斜という

入口面と水平面とで作る角を骨盤傾斜角という．日本人の傾斜角度は約44度である．人種差があり日本人は欧米人より小さい．

d. 骨盤の高さ
　骨盤入口面と出口面との距離を骨盤の高さという

骨盤は弯曲した不規則な円筒であるため，前後および側壁で高さが異なる．前壁は恥骨結合であり，高さは約3.5 cmである．側壁の高さとは腸骨弓状線と坐骨結節との距離であり約9.5 cmである．後壁の高さとは岬角から尾骨先端までの距離であり約12.5 cmである．

e. 恥骨弓
　恥骨弓は骨盤の出口に影響を与える．左右の恥骨下枝がつくる角を恥骨下角という

平均角度は69.2±7度である．恥骨結合下端から左右の恥骨下枝内線に引いた接線をなす角を恥骨弓開角という．平均角度は88.2±0.4度である．

④ 仙骨の形態
　正常型（A）が最も多い．J型（J）や直線型（ST）は扁平骨盤ともいわれ，児頭の下降を妨げ，回旋異常の原因となる．瘤型は産道中部での分娩停止を起こす可能性がある

Rothは仙骨の形態を6種類に分類した（図2-6）．
BunimはRothの分類に弓型と瘤型の2種類を追加し8種類に分類した（図2-6）．

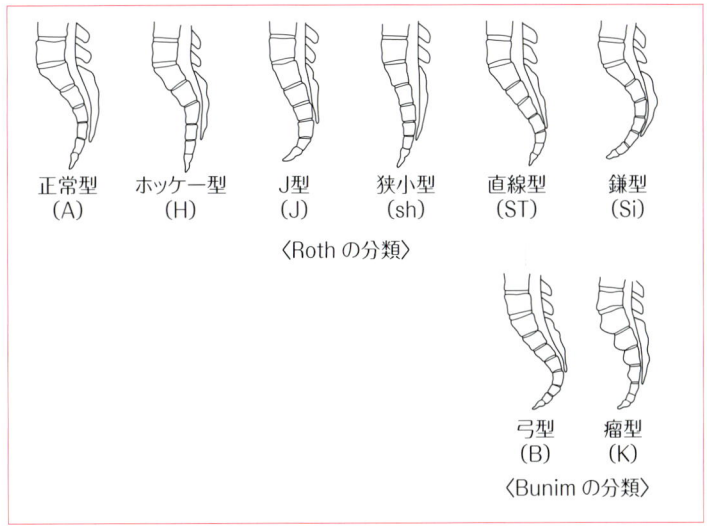

正常型（A）　ホッケー型（H）　J型（J）　狭小型（sh）　直線型（ST）　鎌型（Si）
〈Rothの分類〉

弓型（B）　瘤型（K）
〈Bunimの分類〉

図2-6　仙骨の形態

> **MEMO**
> **骨盤形態の性差**
> 女性の骨盤は低く広い．恥骨弓の角度は90〜100度で弓状である．骨盤腔は円筒状である．男性の骨盤は高く狭い．恥骨弓の角度は75〜80度で小さく鋭角である．骨盤腔は強い漏斗状で全ての面で出口へ向かい狭くなっている

（2）軟産道

子宮峡，子宮頸，腟，骨盤底筋群より構成される（図2-7）

- **子宮峡（子宮下部）** 　解剖学的内子宮口と組織学的内子宮口との間をいう．

- **子宮頸（子宮頸部）** 　組織学的内子宮口から下方の外子宮口までの部分をいう．

- **腟** 　子宮と外性器を連結する拡張性に富む膜性筋性の器官である．前後に扁平な管状の器官で伸展が良好である．

- **骨盤底筋群** 　骨盤底筋群は，骨盤出口にある骨盤底を形成する強い筋群である（図2-8）．内層は肛門挙筋（腸骨尾骨筋・恥骨尾骨筋）から形成される．中層は左右の恥骨弓間にある結合組織の膜から形成される．後部には深会陰横筋が存在する．外層は浅会陰横筋，球海綿体筋，坐骨海綿体筋，外肛門括約筋により形成され，分娩の際に胎児の下降や娩出に対して大きな抵抗を及ぼす．

①妊娠による変化

a．子宮峡部

・非妊娠時の長さは0.5～1cm程度であるが，妊娠16週ごろから伸展しはじめる．妊娠が進むと約2～3倍になり，その後開大して子宮体部とともに胎児・胎児付属物を包むようになる．妊娠末期には7～10cmまで延長する（図2-9）．
・妊娠20週以降ごろ組織学的内子宮口が子宮腔と頸管腔の境界となる．これを産科的内子宮口という．

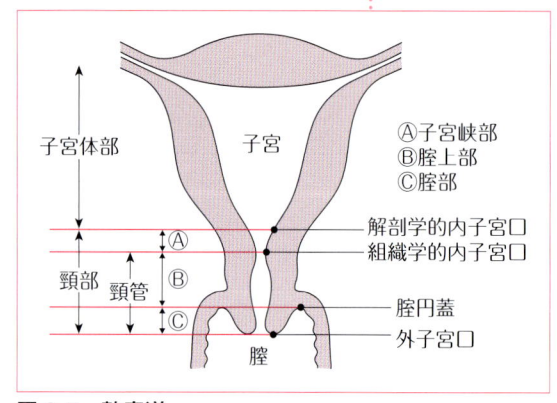

図2-7　軟産道

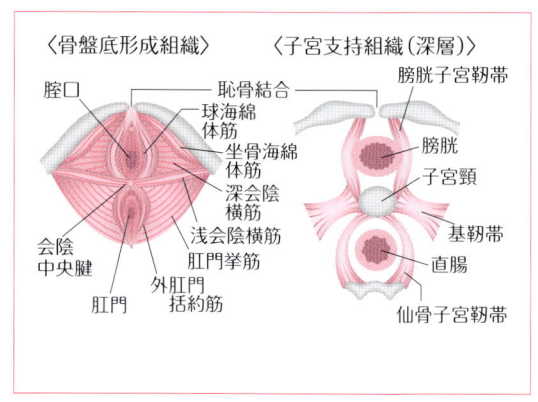

図2-8　骨盤底筋群
（池ノ上 克・他編：NEW エッセンシャル産科学・婦人科学. 第3版．医歯薬出版，2004）

> **MEMO**
> **解剖学的内子宮口**
> 子宮体部と頸部の境界で子宮頸管の最も狭い所，肉眼で確認できる

> **MEMO**
> **組織学的内子宮口**
> 子宮内膜から頸部内膜への移行部．肉眼では確認できない．解剖学的内子宮口より約1cm下方にある

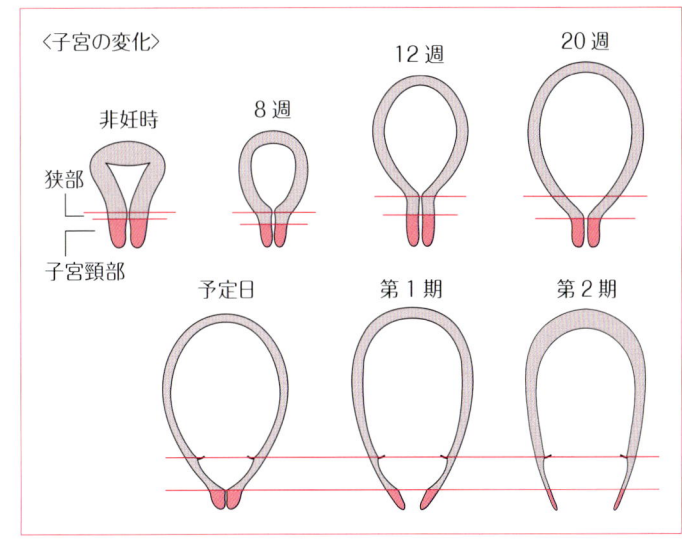

図 2-9 子宮の変化

b. 子宮頸部

・妊娠によりリンパ管が増加するため結合組織は浮腫状になる．筋線維は増加し，外層から少しずつ，内層に向かって軟化し，その後全体が同じ柔らかさとなる．軟化は妊娠20週ごろに著明となる．

・形の変化としては初産婦では分娩まで開大することはほとんどないが，経産婦では妊娠24週ごろになると外子宮口が開大し始め，妊娠末期には内子宮口も開大する（図2-9）．

c. 腟部の変化

腟の筋線維は肥大化し軟化する．さらに，細胞や上皮組織，筋線維なども肥厚する．初産婦では妊娠32週ごろから児頭が下降し，それに圧迫されることで子宮腟部は短縮し消失したように触れなくなるが実際には短縮や消失はしていない（図2-10）．この状態を展退という．経産婦では妊娠末期まで児頭が下降しないため子宮腟部の展退は進まず，突起として触知可能である．

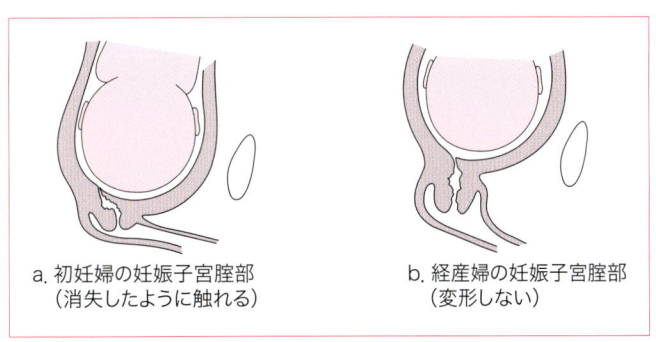

図 2-10 子宮腟部の変化

②分娩による変化
（図2-11）

a. 子宮峡部の変化

分娩開始により子宮峡は子宮下部となり子宮頸管とともに通過管を形成する．陣痛により子宮上部（子宮洞筋）が収縮すると，子宮下部は受動的に伸展し，子宮体と子宮峡の境界（解剖学的子宮口）に収縮輪を形成する．収縮輪は子宮口の開大や胎児の下降により上昇する．子宮口の全開大のころには恥骨結合上約6cm（恥骨結合上4横指のあたり）に位置するようになる．

b. 子宮頸管の展退・開大

子宮体上部では縦走筋状に発達した筋線維が網の目状に細かく交差して存在する．それに対して子宮体下部では下方に向かうに従い筋繊維は少なく輪状筋となっており，鈍角に交差している．分娩時収縮し，娩出力のもととなるのは子宮体部の子宮洞筋である．陣痛開始し子宮体部の筋繊維が収縮すると子宮下部および頸管は受動的に上方に引き延ばされて薄くなっていく．子宮頸管は徐々に管状構造ではなくなり短縮・開大し消失する．この過程を展退という．分娩の時期が近づくと子宮頸管は展退により短縮し，子宮口は開大する．

c. 腟の開大

腟は伸展性が大きく，分娩時には児頭の下降に伴い伸展し開大する．分娩が進行すると前方に移動し腟と頸管の軸が近づき軟化し，頸管とともに開大する．腟の伸展は骨盤誘導線へ向かうため，腟壁前壁に比べ後壁の伸展延長が強くなる．分娩時の前壁の伸展の長さは2～3cmであり，後壁は10cmほど延長する．

> **MEMO**
> **生理的収縮輪**
> 収縮により厚くなる子宮体部と伸展され薄くなった子宮下部との境に形成される輪状の溝．通常収縮輪は観察できない

> **MEMO**
> **Bandl収縮輪**
> 子宮破裂の前徴では子宮下部が過伸展し子宮体部が著明に収縮し，腹壁状に横または斜めに走る溝として観察できる

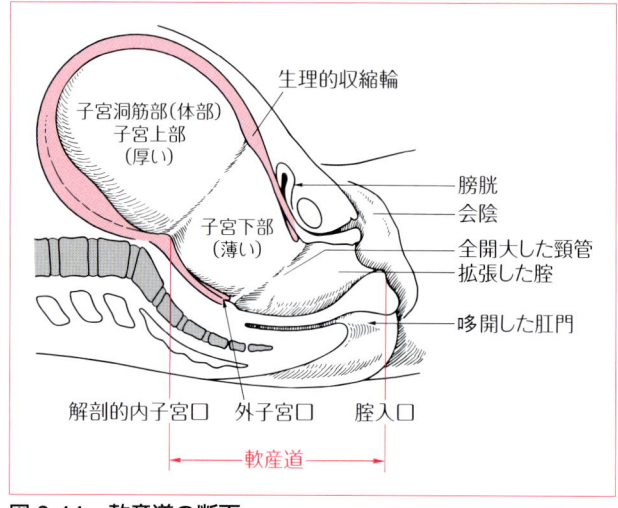

図2-11 軟産道の断面

d． 骨盤底筋群の伸展

分娩時，胎児先進部が骨盤出口付近まで下降すると，骨盤底筋群による強い抵抗を受ける．筋肉群は胎児先進部の下降により圧迫されて拡張し，円筒状の通過管を形成する．

2）娩出力　Power

娩出力とは，胎児および付属物を娩出させる力をいう．主として陣痛と腹圧である．子宮諸靱帯や骨盤底筋群の収縮力もこれを助ける．

(1) 陣痛
妊娠・分娩・産褥期に自覚的ならびに他覚的に認められる子宮体筋の収縮をいう．胎児娩出の原動力となる

①陣痛の発来機序

陣痛の発来機序についての定説はない．

●物理的刺激説
・子宮壁の過度伸展による．
・胎児の下降により子宮頸神経節（Freankenhauser 神経節）が圧迫され刺激となる．
●化学的刺激説
・胎盤血行中の酸素低下，二酸化炭素上昇が刺激となる．
・母体血中に生じた化学物質が刺激となる．
●生物学的刺激説
・胎盤の自然老化による代謝産物が刺激となる．
・脱落膜が自然変性し，刺激となる．
●ホルモン説
＊エストロゲン・プロゲステロン拮抗説：子宮筋のオキシトシンやプロスタグランジン刺激に対する感受性はエストロゲンにより増加し，プロゲステロンにより低下する．妊娠末期にプロゲステロンが減少し，エストロゲンが増量すると感受性が高まって陣痛が発来する．
＊オキシトシンとプロスタグランジン説：陣痛開始前に胎児由来のオキシトシンが脱落膜に作用してプロスタグランジンの生成を刺激することで陣痛が発来する．
＊胎児副腎皮質ホルモン説：分娩予定日が近くなり胎児下垂体前葉の ACTH 分泌が高まり，これが副腎を刺激してコルチゾール生成が増加する．コルチゾールは胎盤のステロイド代謝酵素活性に影響し，プロゲステロン生成の低下，エストラジオール生成の増加を起こす．その結果，脱落膜のプロスタグランジンの生成や母体下垂体後葉のオキシトシン分泌を刺激し，陣痛が発来する（Liggins の説）．
（この説はヒツジでは定説となっているが，ヒトでは否定的であるとされる）

② **陣痛発作の起点**
　陣痛発作は両側の卵管の子宮付着部に一致する左右の2点が起始部になって同時に起こる（図2-12）

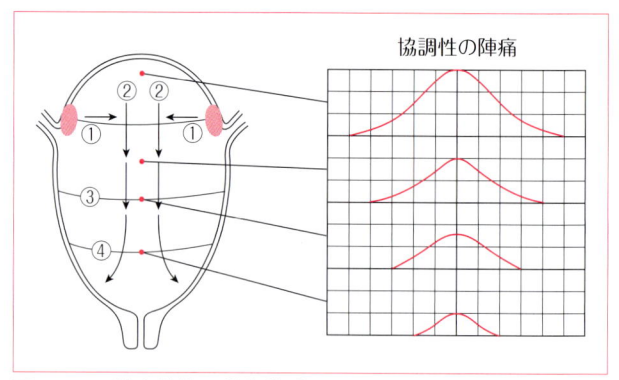

図2-12　陣痛発作の進行順序

③ **陣痛の作用**
　・頸管の開大
　・胎児の下降
　・胎児の娩出
　これらの作用が促されるためには陣痛が有効に働かなければならない

陣痛の伝播は子宮上部から下部へ向かい，下部からひいていくため，以下のことがいえる．
・陣痛の持続時間は子宮上部の方が下部より長い．
・陣痛の強さは子宮上部の方が下部より強い．
・子宮上部も下部も陣痛の強さが最高になる時が同じである．
これを協調性の陣痛という．

④ **陣痛の特性**
a. 反復性
　陣痛は子宮が持続的に収縮するのではなく，収縮と休止を交互に繰り返す

・**陣痛発作**：子宮が収縮する時期をいう．子宮体は著しく固くなり，子宮の横径が短くなり前後径が増し全体として前方に隆起する．
・**陣痛間歇**：発作から発作までの休止期をいう．子宮筋が収縮を休んでいる状態である．
・**陣痛周期**：陣痛発作開始から次の発作開始まで，または発作の極期から次の発作の極期までの時間をいう．

【陣痛発作の区分】（図2-13）
①増進期：陣痛間歇の状態から極度の収縮に至るまでの時期をいう．子宮収縮が次第に強くなっていくが疼痛は比較的弱い．
②極期：子宮収縮が極度に達する時期をいう．強い収縮がしばらく続くため痛みは強い．
③減退期：子宮収縮が次第に弱まって間歇期に移行する時期をいう．

b. 不随意性
　陣痛発作は不随意性に起こる

主としてFrankenhauser子宮頸神経の支配を受ける．子宮収縮に影響する因子として精神的ストレス，乳房の刺激，膀胱や直腸の充満などがあげられる．

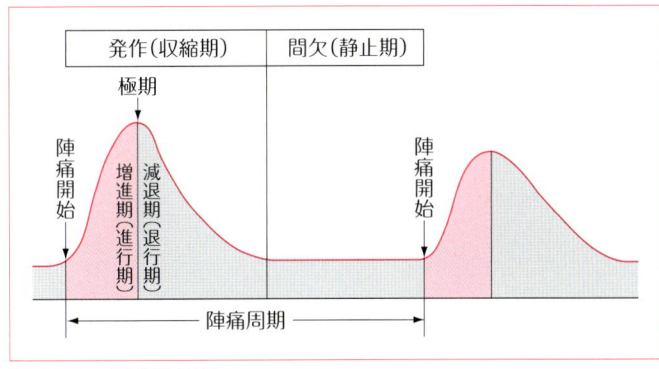

図 2-13 発作の区分

c. 疼痛性
陣痛発作時には一般に疼痛を伴う

⑤陣痛の種類

MEMO　前駆陣痛
妊娠末期に起こる分娩開始前の子宮収縮をいう．安静により多くの場合いったん消失するが，分娩陣痛に移行することが多く，周期は不規則である．

MEMO　分娩開始
「陣痛開始 10 分あるいは陣痛頻度 1 時間 6 回をもって臨床的な分娩開始時期とする」（日本産科婦人科学会）

子宮収縮による子宮壁内の神経の圧迫や伸展や子宮および下部，頸管の開大に伴う牽引および骨盤底筋や会陰部の圧迫・伸展により起こる．出現部位としては背部，腰部，仙骨部，下腹部が多く閾値により個人差がある．子宮収縮による疼痛と軟産道の圧迫や伸展によって，分娩時に産婦が感じる痛みを総称して産痛という．

- **妊娠陣痛**：妊娠期に起こる不規則な子宮収縮を妊娠陣痛という．ブラックトン・ヒックス（Braxton-Hicks）収縮とも呼ばれる．妊娠中の子宮収縮はほとんど痛みを伴わないことが多い．妊娠末期に近づくと頻度と強さが増して分娩に移行する．
〈作用〉・子宮下節の伸展
・子宮頸部の軟化・短縮（展退）＝成熟・開大
・胎児は次第に骨盤腔内に下降し分娩準備状態に入る．

- **分娩陣痛**：分娩期に起こる陣痛であり，規則的に発来し次第に増強する．時期によって以下のように区分する．
開口期陣痛：分娩第 1 期（開口期）の陣痛である．発作は短く間歇が長く，強度は分娩の進行に伴って増強していく．
〈作用〉胎胞形成，頸管の短縮・展退，子宮口の開大，胎児の下降

娩出期陣痛：分娩第 2 期（娩出期）の陣痛であり，陣痛発作が長く間歇が短い．
〈作用〉腹圧とともに胎児を娩出させる原動力となる．

後産期陣痛：分娩第 3 期陣痛（後産期）の陣痛であり，疼痛は伴わないが，収縮は比較的緊張性に持続する．収縮部位は子宮上部である．

> **MEMO**
> **戦慄陣痛**
> 子宮内圧が著しく上昇し胎児娩出直前には疼痛も強くなり強力な娩出力となるもの

⑥陣痛の強さ

〈作用〉胎盤の剥離，胎盤の娩出，胎盤の剥離面の止血

・**後陣痛**：産褥初期に起こる子宮収縮である．持続的で不規則な陣痛であり周期は長くなり，次第に弱まる．ときに強い疼痛を伴うこともある．
〈作用〉胎盤剥離面からの止血，子宮復古を促す

陣痛は子宮体筋の収縮であり，陣痛の強さはその収縮力で表す．臨床的にこの収縮力を評価する方法は陣痛測定法である．

〈陣痛測定法〉

* **触診法**

産婦の腹壁に手をあて，陣痛発作と間歇の時間を測定する方法．

* **外測法**

子宮底部の存在する母体腹壁に陣痛計を装着し子宮収縮の曲線を記録する方法．腹壁の変形を表すもので子宮内圧の変化を反映するものではない．

* **内測法**

子宮腔内に器具を挿入して子宮腔内圧を直接測定する方法．子宮内圧を直接 mmHg 単位で測定できる．破水後でないと実施できない．

〈陣痛の強さの表現法〉

内測法により測定した分娩時の子宮収縮持続時間と触診法あるいは産痛の自覚による持続時間との間には差がある．（図2-14）

日本産科婦人科学会は「陣痛の強さは子宮内圧によって表現する」と規定した．しかし，すべての症例に内側法の実施は行えないため，子宮内圧の代わりに陣痛周期と陣痛発作時間をもって表現することも認められ，その場合の基準値が表示された．（表2-1, 2）

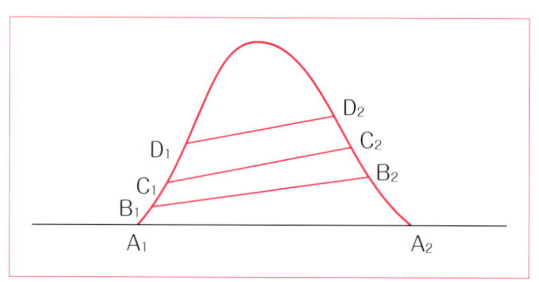

図2-14　測定方法による子宮収縮時間の違い（鈴村による）
A_1-A_2：子宮内圧測定
B_1-B_2：産婦の自覚（子宮内圧の上昇から約10秒で産婦が収縮を自覚）
C_1-C_2：触診による（約15秒後に触診される）
D_1-D_2：産婦が痛みを感じる（約20秒後に痛みを感じる）

表 2-1 子宮内圧

子宮口の開大	4〜6 cm	7〜8 cm	9 cm〜分娩第2期
平均	40 mmHg	45 mmHg	50 mmHg
過強	70 mmHg 以上	80 mmHg 以上	55 mmHg 以上
微弱	10 mmHg 未満	10 mmHg 未満	40 mmHg 未満

表 2-2 陣痛周期と陣痛持続時間
① 陣痛周期

子宮口の開大	4〜6 cm	7〜8 cm	9〜10 cm	分娩第2期
平均	3分	2分30秒	2分	2分
過強	1分30秒以内	1分以内	1分以内	1分以内
微弱	6分30秒以上	6分以上	4分以上	初産 4分以上 経産 3分30秒以上

② 陣痛持続時間
a：内測法：子宮内圧 10 mmHg の点における収縮時間を測定する．子宮口の開大とは関係なく一率．
b：外測法：波形の peak の 1/5h 点．

a：内測法

子宮口	4〜8 cm
平均	50秒
過強	1分30秒以上
微弱	30秒以内

b：外測法

子宮口	4〜8 cm	9 cm〜分娩第2期
平均	70秒	60秒
過強	2分以上	1分30秒以上
微弱	40秒以内	30秒以内

（a，b は日本産科婦人科学会諸定義委員会，1976 より）

⑦ 産痛

a．産道に関係する神経

・産道に関係する神経は下下腹神経叢（骨盤神経叢）である．下下腹神経叢は肛門挙筋の上部，内腸骨動静脈と直腸の間に位置する．
・下下腹神経叢は下直腸動脈神経叢・中直腸動脈神経叢，膀胱神経叢，陰核海綿体神経叢，子宮腟神経叢といった4つの神経叢から構成されるが，主に産痛に関与するのは子宮腟神経叢である．子宮腟神経叢は腟の上部外側にあり，頸部の前後壁や腟，子宮に分岐し，第2〜4仙骨神経から多くの脊髄神経線維を受け取る．

b．神経経路（図 2-15）

・**子宮体部・底部**：子宮腟神経叢→下下腹神経叢→第11，12胸神経→脊髄
・**子宮下部・頸部・腟上部**：子宮腟神経叢→第2〜4仙骨神経→脊髄
・**腟下部・会陰**：会陰神経→下直腸神経→陰部神経→第2〜4仙骨神経→脊髄
＊どの部位においても刺激は脊髄を通った後は大脳皮質の痛覚中枢に伝わり産痛として自覚する（表2-3，図2-16）．

表 2-3　分娩各期の産痛の特徴

	原因	産痛部位	疼痛の性質
分娩第1期	・頸管の開大 ・子宮下部の伸展 ・子宮体部の収縮	・下腹部 ・下部腰部 ・上部仙骨部	胎児の先進部，及びその周囲の組織など産道部に限局される．全身不快感や嘔気などを伴うこともある
分娩第2期	・胎児下降部による膣，会陰，外陰部の圧迫伸展	・膣 ・会陰部 ・外陰部	痛みは局所的で全身不快感や嘔気などは伴わない．腹部に力を入れ努責したほうが疼痛を感じにくくなる
分娩第3期	・子宮の収縮・胎盤通過による頸管開大	分娩第1期と同じ	
後陣痛	・子宮の収縮	分娩第1期と同じ	

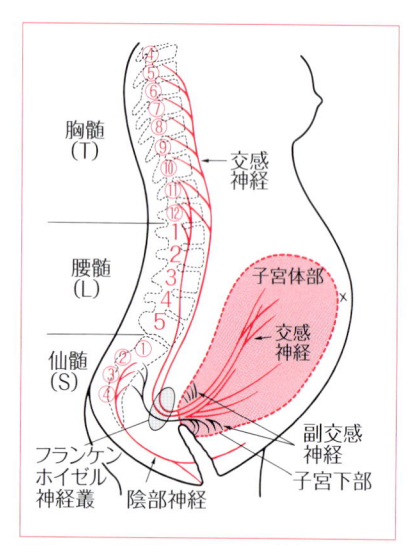

図 2-15　産痛に関係する神経

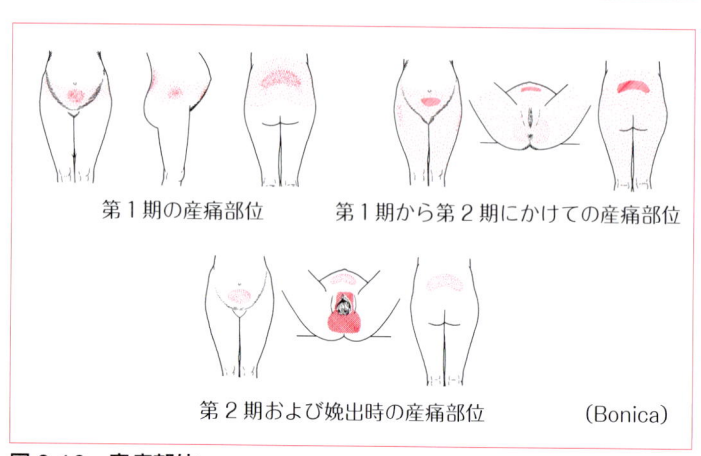

図 2-16　産痛部位　（Bonica）

⑧娩出力の異常

a. 微弱陣痛

陣痛の強さは子宮内圧によって表現され，微弱陣痛は子宮口4～6 cmのときに10 mmHg以下，7～8 cmのときに10 mmHg以下，9 cm～第2期のときに40 mmHg以下とされる（日本産科婦人科学会）．臨床的には陣痛の強さ，周期，持続時間の全部または一部が弱いため分娩が進行しない状態をいう

【分類】
・原発性微弱陣痛：分娩開始時点から陣痛が微弱で分娩が進行しないものをいう．前駆陣痛との区別が必要である．
・続発性微弱陣痛：分娩開始時は陣痛が正常で分娩進行がみられたが，経過中に微弱となったものをいう．

【原因】
・産科的因子：多胎，羊水過多，狭骨盤，軟産道強靱，胎位・胎勢の異常（骨盤位，横位，回旋異常），巨大児，膀胱・直腸充満，奇形児
・全身性因子：疲労・母体衰弱，貧血・低栄養，心理的要因（疼痛に対する不安など）
・局所的因子：子宮奇形，子宮筋腫，子宮の手術瘢痕，子宮の機能不全（若年産婦，高年産婦）

【予測される経過】
・遷延分娩となり母児の疲労につながる．

> **MEMO　遷延分娩**
> 初産婦30時間，経産婦15時間以上とする（日本産科婦人科学会）

- 前期破水例の場合，子宮内感染の危険性が高まる．さらに，羊水量減少による臍帯循環の障害や，胎児血行障害の可能性が増大することで，低酸素血症による胎児機能不全のリスクを増大させる．
- 分娩第2期の遷延は児頭の圧迫，低酸素状態を遷延させる可能性が高く，胎児機能不全や新生児仮死のリスクを増大させる．
- 分娩第3期の遷延は胎盤娩出を遅らせ，弛緩出血の原因となる．

b. 過強陣痛

陣痛の強さは子宮内圧によって表現され，過強陣痛は，子宮口4～6cmのとき70mmHg以上，7～8cmのとき80mmHg以上，9cm～2期のとき55mmHg以上とされる．（日本産科婦人科学会）臨床的には，収縮が異常に長く，その持続が異常に長く強いものをいう

【原因】
- 陣痛促進剤の不適切な投与．
- 産道の抵抗の増加（狭骨盤，軟産道狭窄強靭，子宮腫瘍，卵巣腫瘍，巨大児，回旋異常）
- 心理的要因（分娩に対する不安や恐怖など精神的なもの）

【予測される経過】
- 症状：産婦は苦悶様表情となり激痛を訴え不穏状態となる．悪心，嘔吐が出現することもある．
- 産道抵抗が小さい場合は，分娩は急速に進行し，急速遂娩となり，頸管裂傷や会陰裂傷などの軟産道損傷や，ときに子宮内反症などをきたすことがあり大量出血となる．
- 分娩第3期には硬度の弛緩出血をきたすこともある．
- 起立中，歩行中，排便中などの墜落産を引き起こし，胎児機能不全，新生児仮死となる可能性が増加する．
- しばしば分娩後に弛緩出血を起こす．

> **MEMO　切迫子宮破裂**
> 触診では，子宮体部から狭部にかけての異常な局所的圧痛と収縮輪の上昇（Bandl収縮輪上昇）に注意する

- 産道抵抗が強い場合は，陣痛発作は陣痛開始と共に次第に過強となり最終的には子宮口が全開大して収縮輪が上昇するにもかかわらず，胎児先進部が下降せず，切迫子宮破裂の状態となる．多くはこの後，微弱陣痛に移行するが，まれに子宮破裂をきたすこともある．
- 子宮内胎盤循環の障害，低酸素血症による胎児機能不全，新生児仮死は胎児死亡の原因となる．

＊子宮収縮剤の使用時には，持続的な分娩監視が必要である．

（2）腹圧

腹壁筋，横隔膜筋の収縮によって起きる腹腔内圧の上昇をいう

横紋筋による随意的な収縮をいう．児娩出直前になると陣痛発作にともない反射的に起こる．分娩末期になり胎児下降部が陰門を通過しようとするころにはほとんど不随意に起こり，意識的に調節することができなくなる．これを共圧陣痛という．子宮収縮と合わさって胎児娩出力となる．

3）胎児および付属物 passenger

(1) 胎児

①児頭の構成（図2-17）

- **頭蓋**

  胎児の頭蓋は9つの骨から形成され，前頭，前頂，頭頂，後頭に区分される．

- **縫合**

  それぞれの骨が膜様の強い靱帯で結合される部分をさす．

  > **MEMO**
  > 成人では前頭骨が左右癒合するため頭蓋骨は8個となる

- **泉門**

  骨間をふさぐ線維性の膜で，3つ以上の骨が交わった間隙をさす．
  泉門は次第に骨化し，生後22～24カ月で触れなくなる．

  > **MEMO　縫合および泉門の効用**
  > 児頭の骨の結合はゆるいため，分娩時産道の抵抗にあうと縫合や泉門の部分で各骨は重なり合って変形し（応形機能）産道を通過する．縫合や泉門の重なりを骨重積といい，分娩時内診によって胎児の回旋の診断に重要である

- **結節**

  頭蓋の表面に隆起する部分をさす．

- **頭部の諸径線と周囲**
  （図2-18）

②在胎期間に応じた胎児発育

a. ヒトの発生

> **MEMO　受精齢**
> 臨床上，胎児の齢は妊娠歴（最終月経の初日から計算する）で数えられている．しかし，卵子は排卵前2週間は受精されることはないので，実際の胎児の齢（受精齢）と妊娠齢とは2週間のずれが生じる

- ヒトの発生は，精子と卵子が融合し接合子が形成される「受精」に始まる．
- 受精後，接合子は繰り返し分裂（卵割）し，受精後7日目頃には子宮内膜に浅く着床をはじめ，受精後第2週の終わりまでに完了する．
- 発生第3週目はすべての組織と器官の原基である外胚葉，中胚葉，内胚葉の3胚葉が発生する時期であり，さまざまな器官および身体部分の形態ならびに構造の発生が始まる重要な時期である．

2-1 分娩の三要素

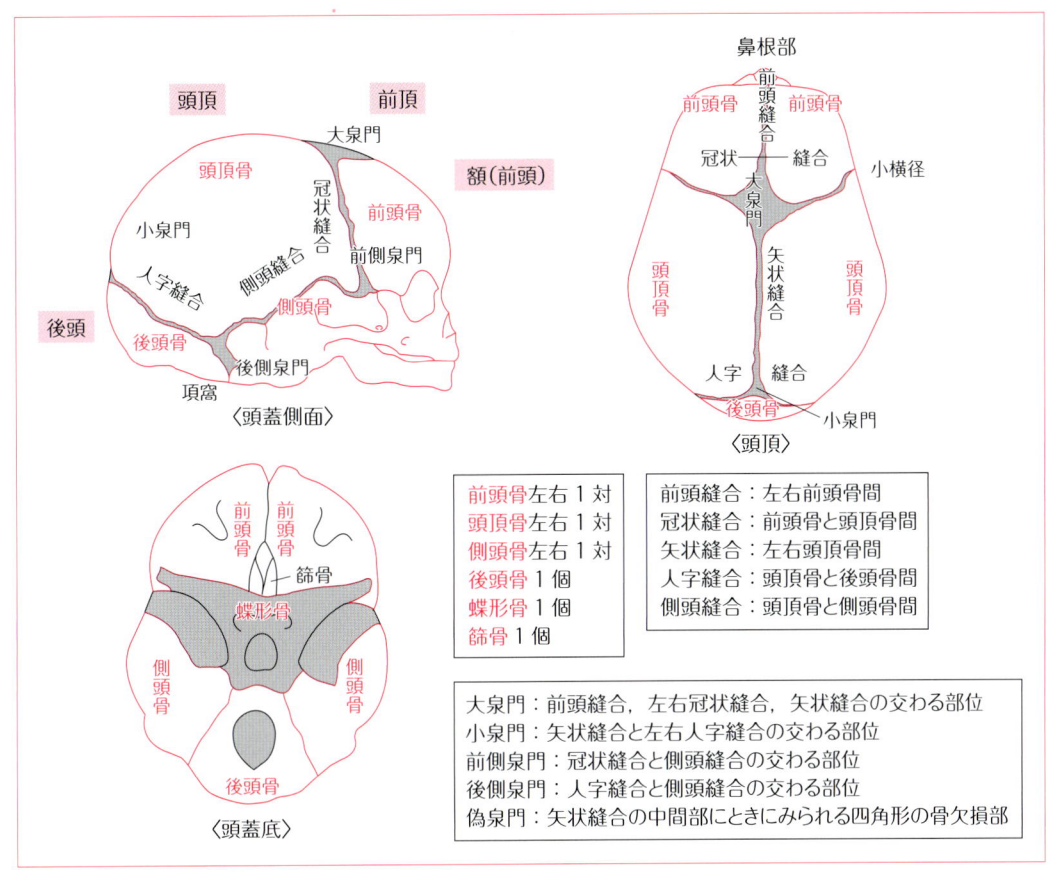

図 2-17 新生児の頭蓋

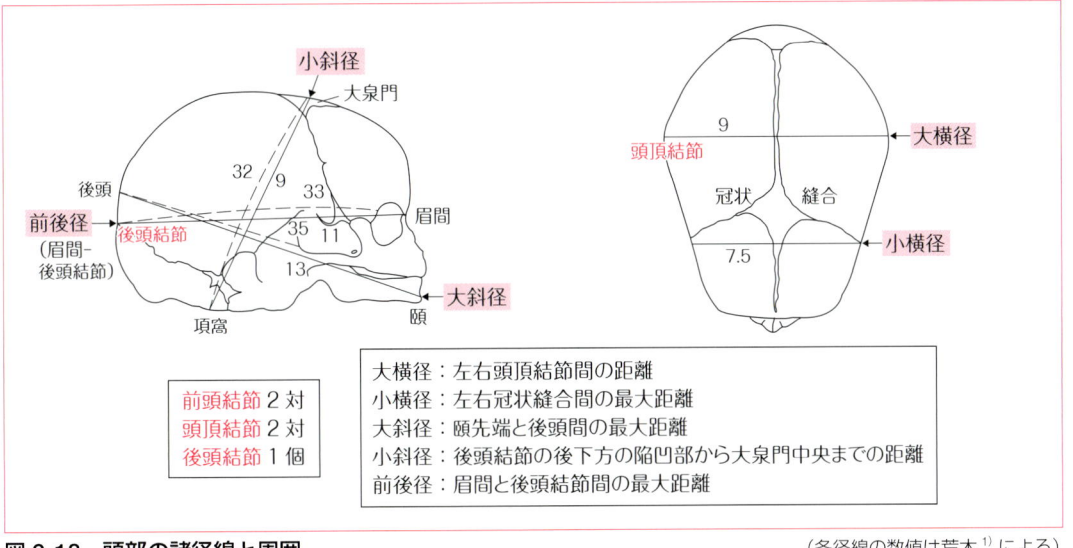

骨
- 前頭骨 左右1対
- 頭頂骨 左右1対
- 側頭骨 左右1対
- 後頭骨 1個
- 蝶形骨 1個
- 篩骨 1個

縫合
- 前頭縫合：左右前頭骨間
- 冠状縫合：前頭骨と頭頂骨間
- 矢状縫合：左右頭頂骨間
- 人字縫合：頭頂骨と後頭骨間
- 側頭縫合：頭頂骨と側頭骨間

泉門
- 大泉門：前頭縫合，左右冠状縫合，矢状縫合の交わる部位
- 小泉門：矢状縫合と左右人字縫合の交わる部位
- 前側泉門：冠状縫合と側頭縫合の交わる部位
- 後側泉門：人字縫合と側頭縫合の交わる部位
- 偽泉門：矢状縫合の中間部にときにみられる四角形の骨欠損部

図 2-18 頭部の諸径線と周囲

- 前頭結節 2対
- 頭頂結節 2対
- 後頭結節 1個

- 大横径：左右頭頂結節間の距離
- 小横径：左右冠状縫合間の最大距離
- 大斜径：頤先端と後頭間の最大距離
- 小斜径：後頭結節の後下方の陥凹部から大泉門中央までの距離
- 前後径：眉間と後頭結節間の最大距離

(各径線の数値は荒木[1]による)

b. 器官の形成

・器官の形成は発生第4～8週の間に行われ，3つの胚葉からそれぞれ異なった組織および器官が形成される（器官形成期）．この時期に胚子が催奇形因子にさらされると，先天異常を引き起こす可能性がある．

・組織・器官の非常に敏感な時期は，細胞分化や形態形成がそのピークにあるときであり，臨界期はそれぞれの組織・器官が活発に分化している時期と継続期間によって異なる（図2-19）．

> **MEMO　臨界期**
> 催奇形因子に対してそれぞれの組織・器官が発生を障害されやすい時期．出生時に見られる先天奇形の多くはこの時期に原因が存在する

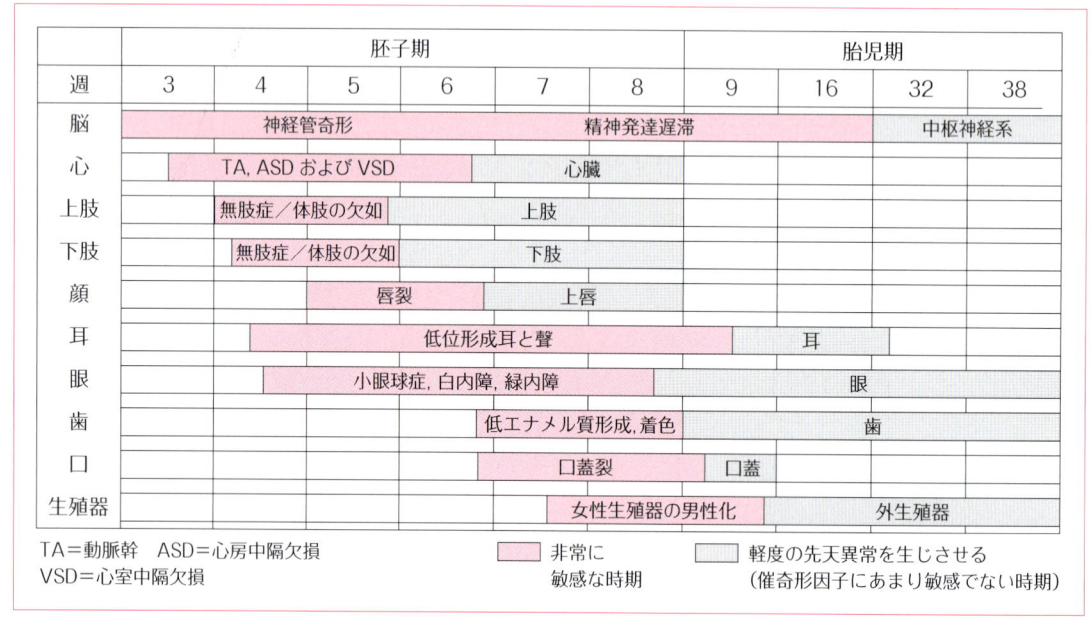

週	胚子期						胎児期			
	3	4	5	6	7	8	9	16	32	38
脳	神経管奇形				精神発達遅滞				中枢神経系	
心		TA, ASDおよびVSD			心臓					
上肢		無肢症／体肢の欠如			上肢					
下肢		無肢症／体肢の欠如			下肢					
顔			唇裂		上唇					
耳			低位形成耳と聾				耳			
眼			小眼球症, 白内障, 緑内障				眼			
歯				低エナメル質形成,着色			歯			
口				口蓋裂			口蓋			
生殖器					女性生殖器の男性化		外生殖器			

TA＝動脈幹　ASD＝心房中隔欠損　VSD＝心室中隔欠損

■ 非常に敏感な時期　　■ 軽度の先天異常を生じさせる（催奇形因子にあまり敏感でない時期）

図2-19　ヒト周産期発生における臨界期を示す模式図(Moore and Persand :The Developing Human／瀬口春道監訳：ムーア人体発生学．原著第6版，p.192，医歯薬出版，2001を参考に作図)

c. 催奇形因子

催奇形因子とは先天異常を発生させる薬剤や化学物質などの環境因子で，先天異常の原因の7～10％を占める．催奇形因子に母体が暴露されると胚子の発生異常を引き起こす（表2-5，後出）．

d. 胎児の発育

発生第9週以後の胎児期は，それまでに形成された組織や器官の成熟と分化，身長の急速な成長がみられる（表2-4）．

> **MEMO　胎芽と胎児**
> 胎芽とは，ヒト外観をまだ完全に示さないうちを指す．発生学ではこの時期を胚子ともいい，発生第3～8週を胚子期という．ヒト外観を示した後は胎児と呼ばれ，この時期を胎児期という

表2-4 胎児の発育状態

妊娠週数	4	8	12	16	20	24	28	32	36	40
胎児の発育	胎芽	胎児								
身長 (cm)	0.4〜1.0	2〜3	7〜9	16	25	30	35	40	45	50
体重 (g)		4	20	120	250〜300	600〜700	1,000〜1,200	1,500〜1,700	2,000〜2,500	3,000〜3,500
GS (cm)	1.0	3.4	6.6							
CRL (cm)		1.5	5.3	9.5	17	23	27	31	35	40
BPT (cm)			2.1	3.5	4.8	6.0	7.0	8.0	8.8	9.1
FL (cm)				1.9	3.0	4.0	4.8	5.6	6.3	6.9
胎児発育の特徴	[胎齢第4〜8週] ・身体のほとんどすべての主な器官および器官系が形成される。 ・第4週には心拍動が開始する。 ・第8週の終わりにはヒトとしての特徴をもつ。	[胎齢第9〜12週] ・この期間に身長は急激に伸びCRLは2倍以上になる。 ・第12週には外性器の性区別が可能になる。		[胎齢第13〜16週] ・四肢の動きが超音波検査でみることができる。 ・第14週にゆっくりとした目の運動が認められる。	[胎齢第17〜20週] ・胎動が感じられる。 ・皮膚は胎脂で覆われる。 ・頭髪および産毛がみられる。	[胎齢第21〜25週] ・皮膚はしわより赤みがある。手指の爪がみられる。	[胎齢第26〜29週] ・眼瞼が開く。 ・頭髪および産毛が発育する。 ・足指の爪が出現。 ・皮下脂肪が形成される	[胎齢第30〜34週] ・皮膚はピンク色でしわがなくなり丸みをおびる。 ・手指の爪が指先まで伸びる。	[胎齢第35〜38週] ・産毛がほとんど消失する。 ・足指の爪が指先まで達する。 ・第36週までに頭囲と腹囲がほぼ等しくなる。 ・乳房がふくらむ。 ・四肢が屈曲しっかりと手を握る。 ・胎児は丸々とふとる。 ・男児の精巣は陰嚢内にある。	
子宮の大きさ	鶏卵大球状	鵞卵大	手拳大	新生児頭大	少年頭大	成人頭大				
子宮底長 (cm)				12 (7〜6)	18 (16〜20)	20 (18〜23)	23 (20〜25)	26 (24〜29)	30 (29〜32)	33 (31〜35)
子宮底の高さ			恥骨結合上縁	恥骨結合上縁と臍の中間	臍下2横指分	臍高	臍上2横指	臍と剣状突起の中間	剣状突起下2〜3横指	臍と剣状突起の中間

(宮崎和子監修,前原澄子編 (河野葉子著):母性.観察のキーポイントシリーズ.改訂版母性Ⅰ 中央法規出版,2000より.胎児発育の特徴の欄は筆者が追加)

表 2-5　催奇形因子の例

催奇形因子		先天異常の例
薬剤	アルコール	胎児性アルコール症候群，子宮内発育遅滞，精神発達遅滞
	アミノプテリン	子宮内発育遅延，骨格の異常，無脳症
	イソトレチノイン	頭蓋・顔面異常，口蓋裂
	サリドマイド	体肢の部分欠如，心臓奇形などの全身異常
	抗てんかん薬	子宮内発育遅延，先天奇形
	抗精神薬	先天奇形
化学物質	メチル水銀	大脳萎縮，精神発達遅滞
	ポリ塩化ビフェニル	子宮内発育遅延
感染	ヒト免疫不全ウイルス	発育不全，小頭症，頭蓋顔面奇形
	サイトメガロウイルス	小頭症，感覚神経障害，肝臓脾臓腫大
	風疹ウイルス	子宮内発育遅延，心臓血管奇形，小頭症，白内障
	トキソプラズマ	小頭症，精神発達遅滞，小眼球症，難聴
放射線の大量照射		小頭症，骨格異常，白内障

③子宮内における胎児の位置

妊娠中あるいは分娩中，胎児の子宮内あるいは産道内における母体との立体的関係を胎位，胎向，胎勢の3つの状態で表す．(図2-20)

a. 胎位
胎児の縦軸と子宮の縦軸との関係をいう

縦位：両軸が一致する．
横位・斜位：両軸が交差する．

b. 胎勢
子宮内における胎児の姿勢で，児頭と体幹部相互の関係をいう

分娩時は胎勢によって下向する胎児部位（先進部）が異なる．

c. 胎向
児背（横位では児頭）と母体との位置関係をいう

・児背または児頭が母体左側に向かうものを第1胎向，右側に向かうものを第2胎向という．
・胎向を分類して，児背が前方（腹側）に偏するものを背前位または第1分類といい，後方（背側）に偏するものを背後位または第2分類とよぶ（図2-21）．

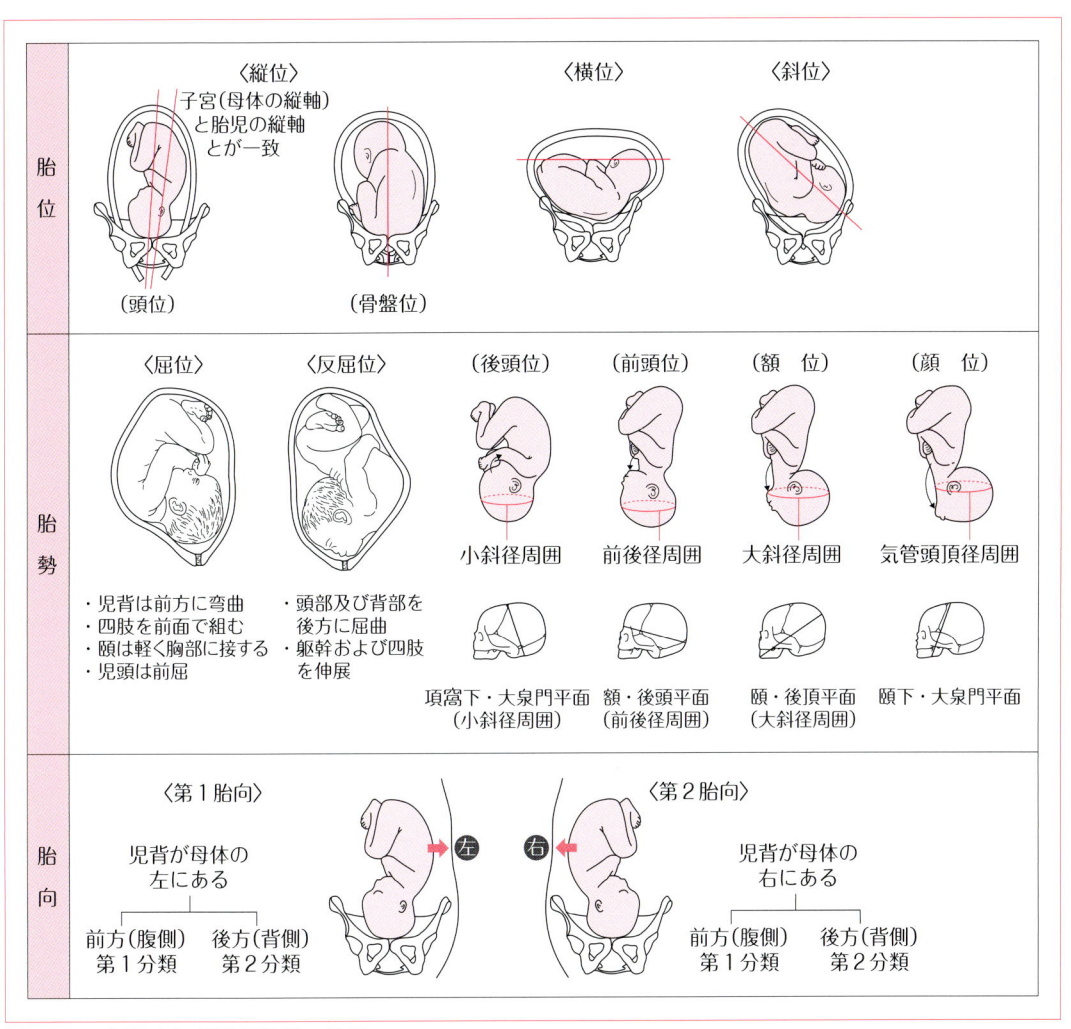

図 2-20　子宮内における胎児の位置

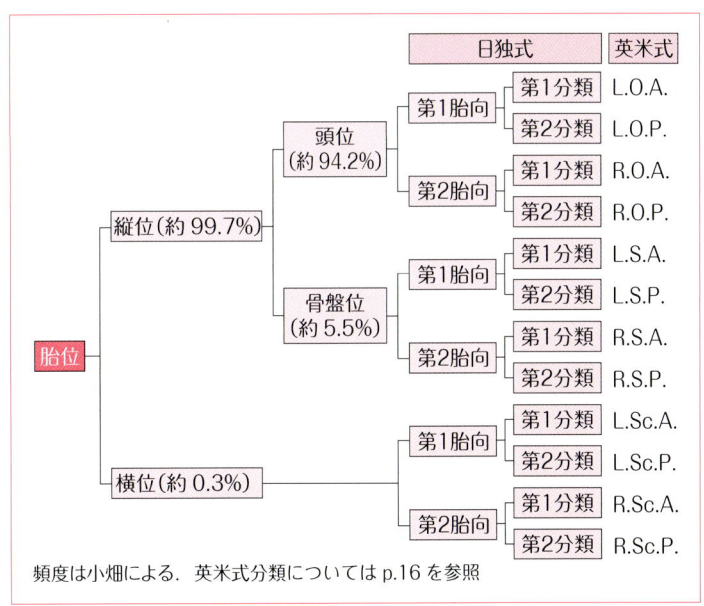

図 2-21　胎位の分類
（我部山キヨ子編：臨床助産師必携, p.226, 医学書院, 2006.）
頻度は小畑による．英米式分類については p.16 を参照

④分娩が児に及ぼす影響

a. 児の応形機能

①胎児円筒：分娩に際し，胎児は強い子宮内圧を受けると，四肢は体幹に密着して，円筒形に近い形態になる（p.9参照）．

②児頭の応形機能：児頭は狭い産道の抵抗を受けて，形態を変化させ産道を通過する（図2-22）．

・児頭の頭蓋骨はやわらかく弾力性を有し，各頭蓋骨間の縫合が固定しておらず，各縫合部で重なり合うことができる（骨重積）ため，児頭は骨盤軸の方向に延長しこれと直角に短縮することができる．産道の抵抗が強く，長時間要した場合ほど変形の程度が大きくなる．

・児頭の変形は，胎向や胎勢によりそれぞれの形態を示し，後頭位分娩では，小斜径が短縮し大斜径が延長する長頭蓋となる．（図2-23，24）

・応形機能による児頭の変形は，生後2～3日，遅くても1週間で消失する．

> **MEMO**
> **骨重積**
> ・頭位では前頭骨と後頭骨とが両頭頂骨の下方に重なり，頭頂骨は骨盤入口で母体の後方にある側が，岬角に押されて前方にある側の下方に進入する．第1胎向では左頭頂骨が下に，第2胎向では右頭頂骨が下に重なる

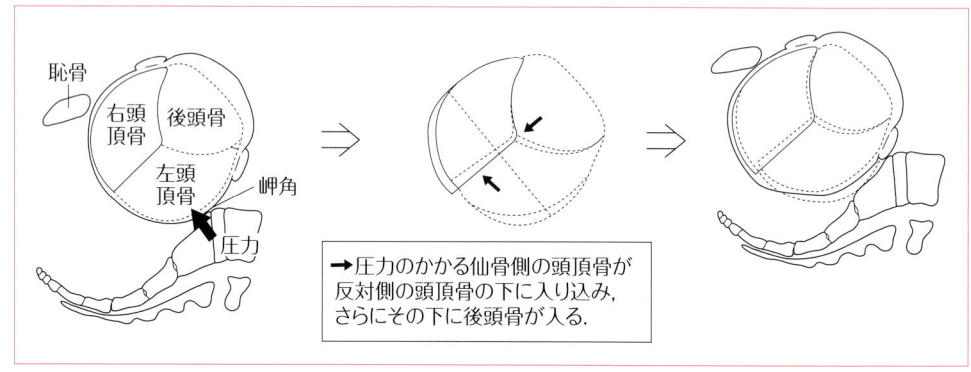

図2-22 児頭の応形機能

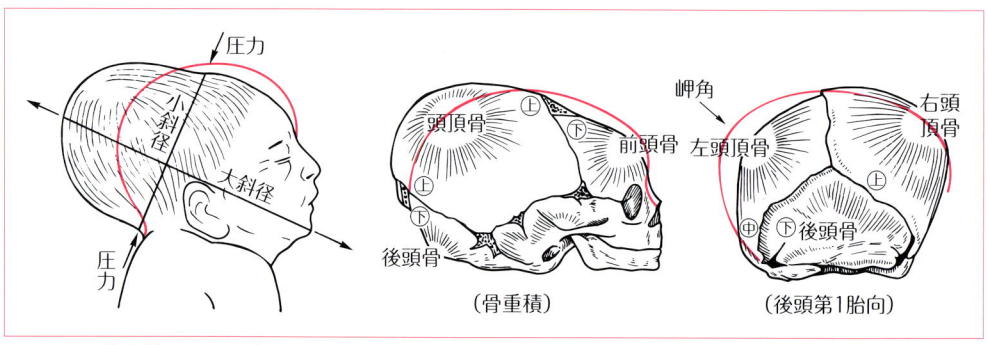

図2-23 後頭位における児頭の応形

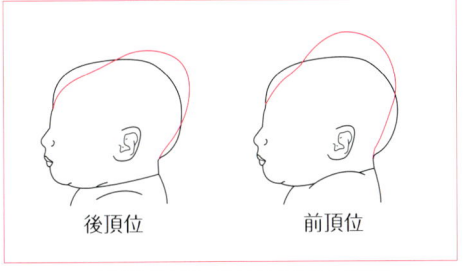

図 2-24 頭位分娩における児頭の応形

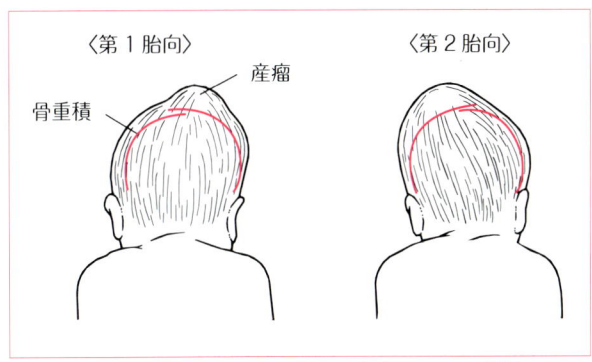

図 2-25 後頭位における骨重積と産瘤のできる部位

b. 産瘤
　分娩時に強い子宮圧を受けると児頭先進部は産道との密着がないため，先進部に強い鬱血が生じ，皮下組織に浸出液が貯留し浮腫状に膨隆する

c. 分娩損傷
　分娩時に加わった器械的外力によって胎児・新生児に外傷性損傷が生じることがある

産瘤は先進部の前在側（第1胎向では右頭頂骨後部，第2胎向では左頭頂骨後部）に生じるため，出生後に生じた部位によって分娩中の胎向を推測できる（図2-25）。

特に吸引分娩・鉗子分娩，巨大児，骨盤位分娩で起こりやすい．分娩損傷には表2-6のようなものがある．

表 2-6 分娩損傷

頭部損傷	頭血腫，帽状腱膜下血腫，頭蓋内出血，眼球・耳損傷，頭蓋骨骨折など
骨折	鎖骨骨折，上腕骨骨折，大腿骨骨折など
末梢神経損傷	腕神経叢麻痺（上位型，下位型），横隔膜神経麻痺，顔面神経麻痺など

頭血腫は高ビリルビン血症を伴うことがあり，また帽状腱膜下血腫は高ビリルビン血症，高度貧血を伴い，ときに大量出血から出血性ショック，DICになり死に至ることもあるため，これらの鑑別が必要である（表2-7）．

MEMO
産道の抵抗が大きく，長時間児頭がとどまるほど産瘤は大きくなる．分娩中の急激な産瘤の増大は児頭骨盤不均衡（CPD）の可能性を示す徴候として重要である

表 2-7 頭血腫，帽状腱膜下血腫の鑑別

	産瘤	頭血腫	帽状腱膜下血腫
特徴	出生直後に発生 波動性なし 境界は不明瞭 通常，先進部に1個	出生後，徐々に大きくなる 波動性あり 境界は明瞭 2個以上のこともある	出生後，大きくなる 波動性あり 境界は不明瞭 出血が後頭部，耳介後部，眼瞼の皮下にまで及ぶことがある
構造	皮下に浸出液が貯留 骨縫合を越える	頭蓋骨と骨膜の間に出血 骨縫合を越えない	骨膜と帽状腱膜が剥離 骨縫合を越える
消失時期	24〜36時間	生後数週〜数カ月	生後数週間

（2）胎児付属物

胎児が子宮内で発育するために必要な組織器官であり，卵膜，羊水，臍帯，胎盤がある

①卵膜

子宮内で胎児，臍帯および羊水を包んでいる薄い膜で，脱落膜，絨毛膜，羊膜の3層から成る（図2-26）

a. 脱落膜

受精卵の着床部位に関連して脱落膜は3つに分かれる（図2-27）

①基底脱落膜：受精卵が着床した部位に形成され，子宮筋層と接する．肥厚して後に絨毛とともに胎盤を形成する．
②被包脱落膜：子宮内腔に面した部分で，妊娠7週には球状に隆起し，15週頃には胎児の羊膜腔が子宮内を充満し子宮腔を圧迫し閉鎖する．被包脱落膜は壁脱落膜と癒合し1層となる．
③壁脱落膜：着床部以外の子宮内膜を被う．被包脱落膜と癒着した後は増大する子宮に圧迫され次第に薄くなる．

b. 絨毛膜

・基底脱落膜に面する部位は次第に増殖し絨毛膜有毛部となり，基底脱落膜とともに胎盤を形成する．
・被包脱落膜に面する部位は次第に退化し絨毛を失って妊娠9週頃には絨毛膜無毛部になるが，壁脱落膜と癒着した被包脱落膜，さらに内面にある羊膜と合わせて卵膜を形成する

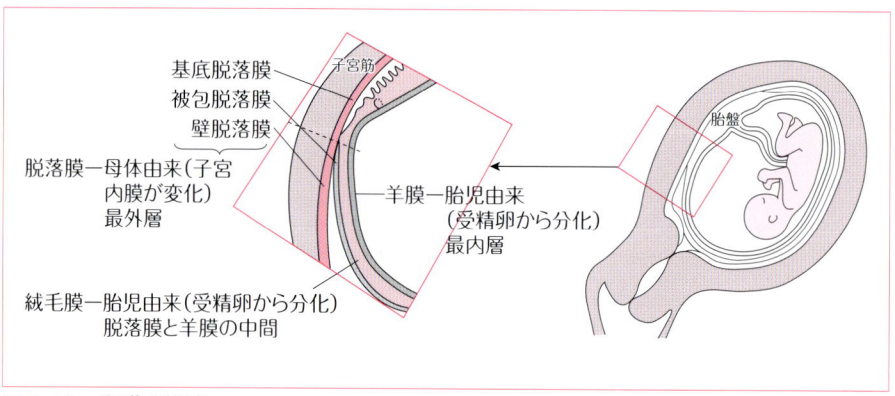

図2-26　卵膜の構造

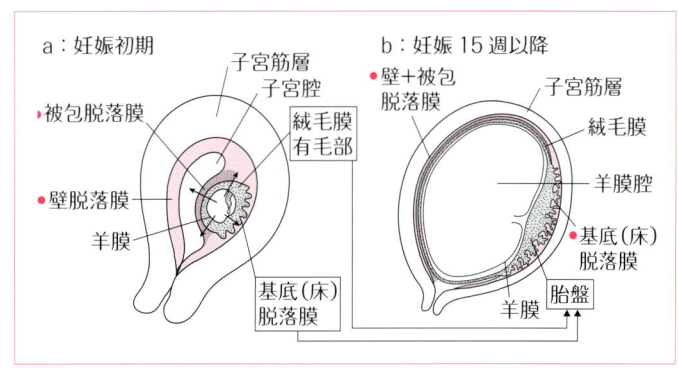

図 2-27 脱落膜の模式図

c. 羊膜

・上皮細胞より羊水を分泌する．
・胎盤胎児面および臍帯を被包し，胎児の表皮に移行する．
・羊膜と絨毛膜の結合は緩やかであり容易に剥離できる．

② 羊水

a. 羊水の機能
羊膜腔を満たす水様の液体で，胎児・臍帯を子宮内で取り囲む

① 産生：妊娠 16 週以前では卵膜を介した母体血漿液の漏出と胎児皮膚からの浸出液が主であるが，妊娠 20 週以降になると胎児腎の機能成熟とともに胎児尿が羊水生産の主となる．
② 成分：妊娠末期の羊水は青白く透明で弱アルカリ性（pH7.2）である．99％は水分であり，剥離した胎児上皮細胞，電解質，蛋白質，アミノ酸，脂質，糖，尿素，無機塩などを含む．これらの成分を分析することにより胎児の成熟度の判定が可能である．
③ 羊水の生理的意義（表 2-8）

表 2-8 羊水の生理的意義

妊娠中の意義
① 胎児の発育・発達を促す．
② 羊膜の胎児への癒着を防ぐ．
③ 母体が受ける外からの衝撃から胎児を保護する．
④ 胎児の体温を保持する．
⑤ 胎児の筋骨格系の発達を促す．
⑥ 羊水の抗生作用により胎児を感染から守る．
⑦ 胎児の肺の発育を促す．

分娩中の意義
① 胎胞を形成し子宮頸管の開大を促進する．
② 陣痛の圧力から胎児を保護する．
③ 子宮内圧を高めて胎盤の早期剥離を防ぐ．
④ 破水後は産道の潤滑油として働く．

b. 羊水量の調整機構

・羊水量は，胎盤完成期頃より急増し，妊娠34週頃には約700〜850mlとなる．その後はやや減少か一定となるが，妊娠40週を過ぎると減少し始め，妊娠42週では平均400mlになるといわれている．
・羊水の主な産生・吸収経路（図2-28）

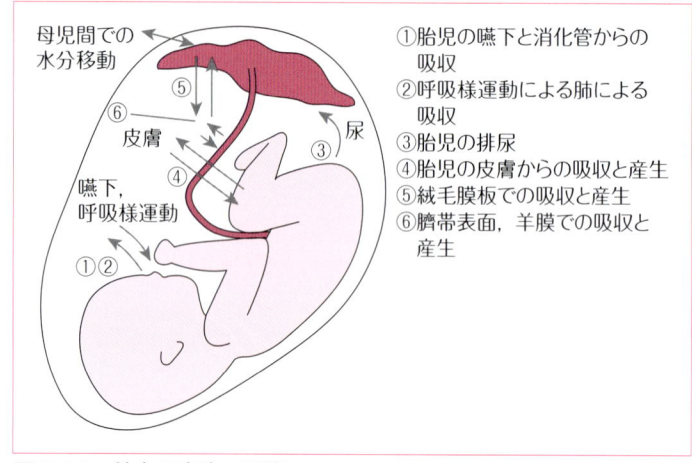

図2-28 羊水の産生・吸収

c. 破水
分娩第1期に形成された胎胞が陣痛発作によって徐々に増強する内圧に耐えられず破綻し，羊水が流出することをいう

【破水の分類】
・自然破水：自然に起こった破水
・人工破水：人工的に卵膜を破った破水
・適時破水：外子宮口が全開大ごろに破水するもの．
・非適時破水
　＊前期破水（PROM）：分娩開始以前の破水．
　＊早期破水：分娩開始後から子宮口全開大に至る以前の破水．
　＊遅滞破水：子宮口が全開大し先進部が深く骨盤腔内に進入してもなお破水しないもの．
・偽羊水：脱落膜と絨毛膜あるいは絨毛膜と羊膜の間に貯留した液体が漏出するもの．

MEMO
羊水量の測定
妊娠後半の羊水主成分は胎児尿であるため，羊水量を測定することは胎児の状態を知る一つの指標となる．超音波断層法により，羊水ポケット，羊水量インデックス（AFI）を測定し羊水量を評価する

③ **臍帯**
胎児の臍輪から出て，胎盤の胎児面に付着する紐状の構造物をいう

a. 臍帯の構造と機能

胎生初期に中胚葉から形成された付着茎が胎外体腔の閉鎖とともに尿嚢や卵黄管を含んで延長し，羊膜によって包まれたもの．

①形態：通常，成熟胎児の臍帯は直径1.5cm，長さは50〜60cmである．

②構造：表面は羊膜鞘で覆われ，内部は白色半透明のワルトン膠様質 Wharton's jelly からなっている．通常，壁の厚い2本の臍動脈と壁が薄くて口径の大きい1本の臍静脈が存在する（図2-29）．

・臍静脈は臍動脈よりも長く，また血管は臍帯よりも長いため，臍帯は螺旋状に捻転している．左捻転が右捻転の3倍多い．

・臍帯の付着部位は，着床時にのちの臍帯の組織となる付着茎が絨毛膜有毛部に対してどの位置に付着するかによって決定する（図2-30）．側方付着75％，中央付着20％，辺縁付着5％，卵膜付着0.047％とされる．

③機能：胎児と胎盤の循環を結ぶ臍帯血行を保つ．臍静脈は新鮮な動脈血を胎盤から胎児に導き，臍動脈は静脈血を胎盤に運ぶ．

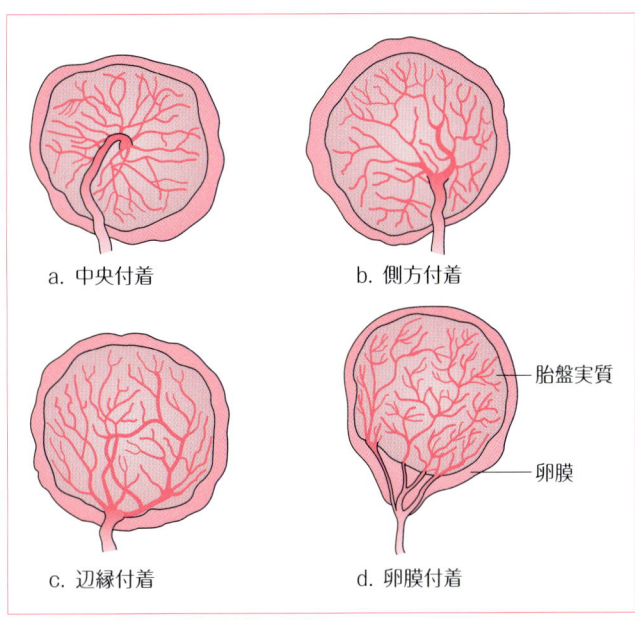

図2-29 臍帯断面

図2-30 臍帯の胎盤付着の部位
a. 中央付着　b. 側方付着　c. 辺縁付着　d. 卵膜付着

b. 臍帯の異常

①過長臍帯：70 cm 以上．真結節，臍帯巻絡，臍帯脱出・下垂などの原因となりやすい．

②過短臍帯：25 cm 以下．

③真結節：妊娠早期の胎児の運動が比較的自由で臍帯が長い時期に，胎児が臍帯の輪をくぐり結び目を作るもの．分娩に伴って胎児が下降した際などに，結び目が強く締まって血流が途絶すると胎児機能不全を起こす可能性がある（図2-31）．

それに対し，曲がりくねった血管が作った塊の周りにワルトン膠様質により肥厚した結節をつくる偽結節は，一見結節のように見えるが，とくに問題にはならない．

④臍帯巻絡：臍帯が胎児に巻き付いた状態．頸部巻絡が最も多い．巻絡回数が多いと，児の下降が妨げられたり，臍帯血流の減少による胎児機能不全を起こす可能性がある．

⑤臍帯下垂と臍帯脱出：臍帯が児の先進部より下降し，破水前に卵膜を通じて臍帯を触れるものを臍帯下垂といい，破水後に臍帯を触れるものを臍帯脱出という（図2-32）．横位が最も多く，次に骨盤位，頭位は最も少ない．臍帯が脱出すれば，子宮・腟と胎児の間に挟まれた臍帯の血流が途絶し，胎児死亡を起こす可能性が極めて高くなる．

図2-31　臍帯結節

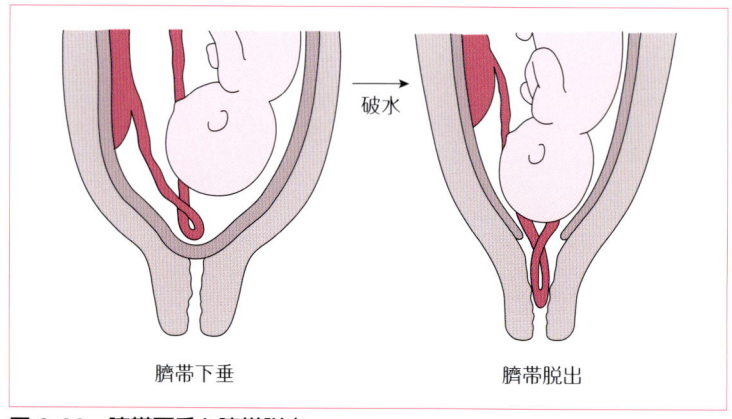

図2-32　臍帯下垂と臍帯脱出

④胎盤

全妊娠期間を通じ，胎児と母体の間で様々な物質の輸送や交換を行う．妊娠7週頃より形成が始まり，妊娠14〜16週頃に機能的・形態的に完成する

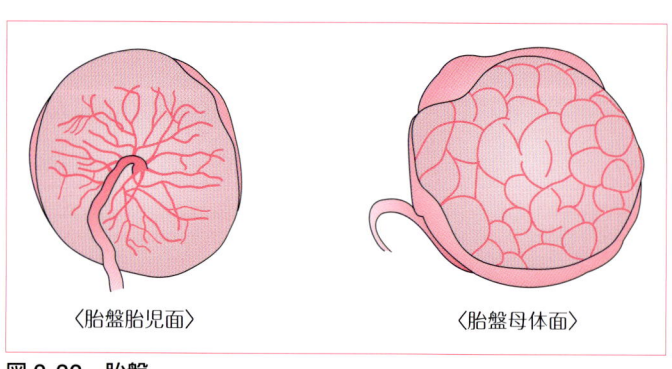

図2-33　胎盤

a. 胎盤の構造と機能

① 形態：直径 15〜20 cm，厚さ約 2 cm の扁平な円形または卵円形の円盤形，重量は 500〜600 g で，胎児の体重の約 1/6 である．
・絨毛膜板側を胎盤胎児面，脱落膜板側を胎盤母体面と呼ぶ（図 2-33）．
・胎盤胎児面は，羊膜に覆われ銀白色で一部に臍帯が付着する．臍帯からの血管が臍帯付着面を中心に放射状に分布する．
・胎盤母体面は，暗赤色で表面はざらざらと粗く凸凹し，深い溝で大小不同の 15〜20 個の胎盤分葉に区分される．
② 構造（図 2-34）：胎盤胎児部は絨毛膜有毛部により形成され，絨毛膜絨毛が立ち上がる．胎盤母体部は基底脱落膜により形成される．
・絨毛膜板から脱落膜板に向かって幹絨毛が伸び，さらに多数の分枝絨毛が分かれている．絨毛幹内は動脈と静脈の血管が通り，分枝絨毛内部には毛細血管網がある．
・幹絨毛の一部は，基底脱落膜に達し栄養膜細胞層殻により強固に付着している（付着絨毛）が，大部分の絨毛は絨毛間腔を満たす母体血液中で自由絨毛として浮遊している．
・母体の動脈と静脈は栄養膜細胞層殻の隙間を自由に通過し，絨毛間腔に開口する．
・絨毛間腔には胎盤中隔によって数個の楔上の脱落膜組織の領域を残す．
・各胎盤分葉は 2 つまたはそれ以上の幹絨毛と多数の分枝絨毛

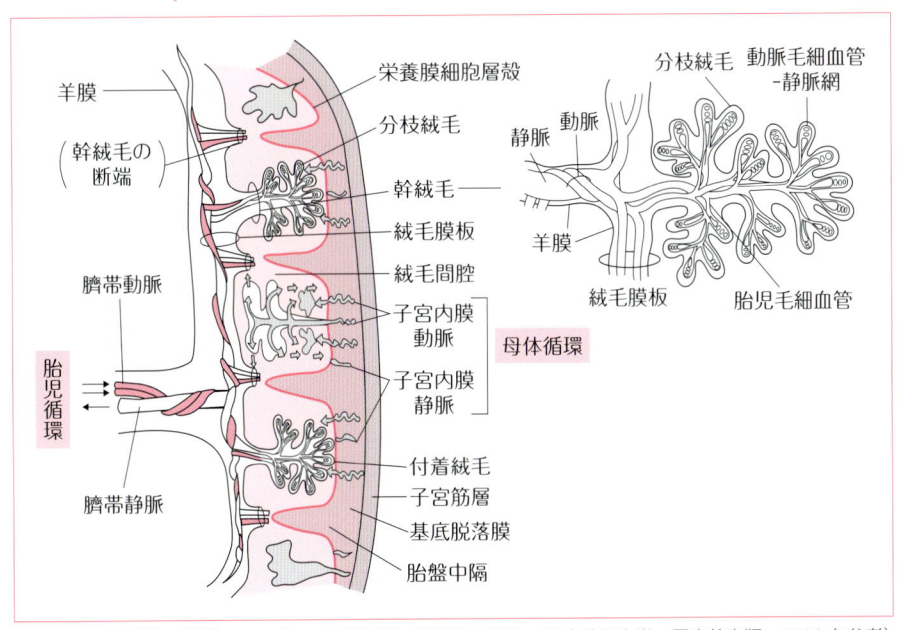

図 2-34　胎盤の構造　（瀬口春道監訳：原著第 6 版ムーア人体発生学．医歯薬出版，2006 を参考）

からなる．
③機能
a．代謝機能：胎児に必要なエネルギー源として，グリコーゲン，コレステロール，脂肪酸を合成する．
b．物質輸送：胎盤と母体血液間の物質輸送は，胎盤膜を通して単純拡散，促進性拡散，能動輸送，飲作用の4つの機構の1つにより双方向に輸送される（図2-35）．
c．内分泌機構：タンパクホルモンとステロイドホルモンを産生している．特にhCG（ヒト絨毛性ゴナドトロピン），hPL（ヒト胎盤性ラクトーゲン），ステロイドホルモンは重要な役割を果たす．

●タンパクホルモン
＊hCG：着床後，早期から母体血中・尿中で検出可能になり，妊娠10週頃にその産生量はピークになる．妊娠の早期診断や絨毛性疾患のマーカーとして用いられる．
＊hPL：妊娠6週頃から母体血中で検出可能になり，胎盤の増大に伴って徐々に増加する．母体の糖・脂質代謝を介し胎児への糖供給を促進する．
●ステロイドホルモン
＊プロゲステロン：絨毛細胞における合成が始まる妊娠7〜10週にかけてその産生部位が胎盤へと移行する．子宮筋の収縮抑制や乳腺腺葉の増殖などを行う．
＊エストロゲン：妊娠経過に伴い増加していく．胎盤からの分泌増加に伴い，妊娠初期から漸増し，末期まで上昇を続ける．子宮筋の増殖・肥大と乳腺における乳管の増殖などを行う．

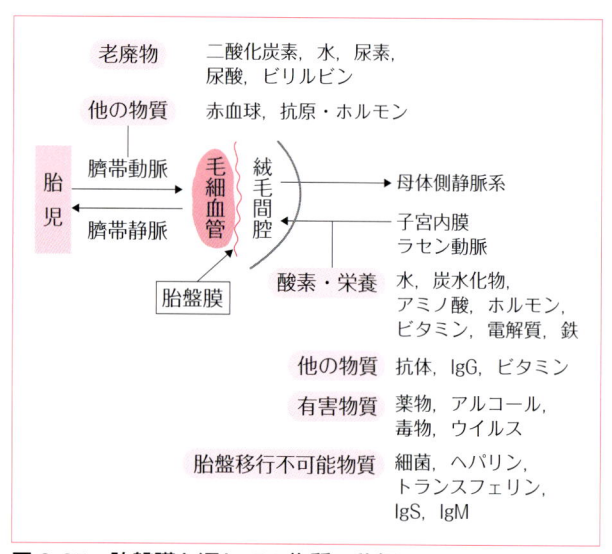

図2-35　胎盤膜を通しての物質の移行

b. 胎盤循環

・胎児血管は絨毛膜板内で多数の絨毛膜動脈に分枝する．さらに，絨毛膜絨毛内で動脈毛細血管－静脈系を形成し，胎児血液を母体血液のすぐ近くへ運ぶ．

・母体血管は基底脱落膜内で 80～100 本のらせん動脈を形成し，脱落膜板を貫通して絨毛間腔に噴水状に動脈血を送り込む．動脈血は絨毛表面を還流しながら胎児血液と物質交換を行う．流入した動脈血は静脈血を基底脱落膜に開口する子宮内膜静脈に押し出し，静脈血は母体へと戻る．

・分枝絨毛は表面積が大きく，胎児－母体循環の間に介在する非常に薄い胎盤膜（胎盤関門）を通して胎児－母体間で物質交換が行われる．胎盤膜は胎児と母体の循環を分離する．

c. 胎盤の異常（図 2-36）

①分葉胎盤：胎盤が 2 つないし数個に分かれているもの．
②副胎盤：1 つないし数個の胎盤分葉が主胎盤から離れて存在する発育不良な小胎盤．
③有窓胎盤：副胎盤の分離の不完全なもので，胎盤実質の一部が欠損し窓を有するような形をした胎盤．
④画縁胎盤，周郭胎盤：胎盤の絨毛膜有毛部と絨毛膜無毛部との境界部が辺縁の一部または全周を渡って堤防状に隆起した白色輪があるものを画縁胎盤という．その白色輪が中央に向かって反転するものを周郭胎盤という．
⑤膜状胎盤：絨毛膜無毛部が萎縮せずに，卵周囲の絨毛が発育成長するときに形成された広くて薄い胎盤．
⑥梗塞と石灰沈着
・梗塞：脱落膜より絨毛間腔に開口するらせん動脈の閉塞によって生じ，絨毛組織の一部が凝固壊死し器質化したもの．白色または黄白色の楔上または結節状の変性組織であって，周囲の組織に比べ硬い．胎盤の老化に伴い出現し，妊娠末期に近づ

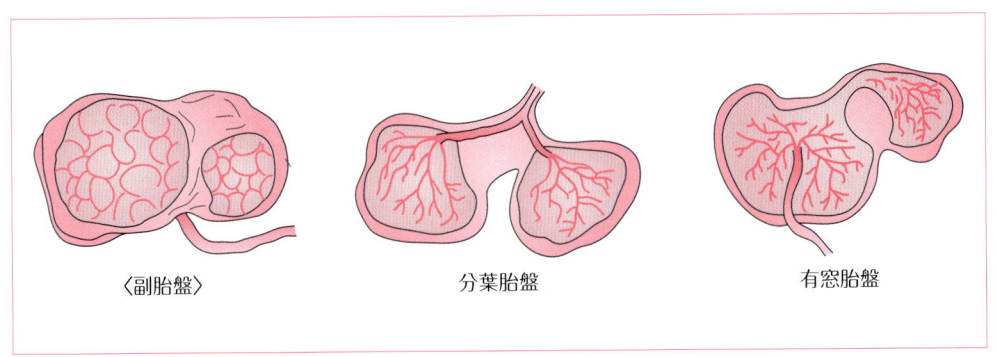

〈副胎盤〉　　分葉胎盤　　有窓胎盤

図 2-36　胎盤の異常

くほど多くなる．数や大きさはまちまちであるが，妊娠高血圧症候群では出現頻度が高く，数も多い．
・石灰沈着：絨毛の退行変性から類繊維素・硝子様変性になり石灰沈着を発現する．リン酸カルシウム，炭酸カルシウム，リン酸マグネシウムなどからなり，骨のカルシウム塩と同じ組成である．妊娠末期に近づくにつれて出現頻度が高くなるが，胎児胎盤機能低下を起こすことは少ない．

⑤ 胎盤の娩出

a. 胎盤剥離機転

胎児娩出後，子宮が収縮すると胎盤との間にずれが生じ，基底脱落膜の海綿層で断裂が起こり剥離を始める（図2-37）．この際，脱落膜の血管も断裂し出血を起こし，胎盤後血腫となる．
・剥離は児娩出後約10分以内に終了する．
・卵膜は剥離後下降する胎盤の牽引によって剥離する．

表2-9 胎盤の検査

	胎盤		卵膜
形状	円形，楕円形，その他	裂口部位	中央，側方，辺縁がある．破膜の部位であり，子宮内における胎盤付着部位を判断することができる．複数ある場合は高位破水等が考えられる．
大きさ	縦・横・厚さを測定する．厚さは通常，胎盤の中央で測定する．厚さが不均等の場合は，平均的な所を測定するか，あるいは最も厚い箇所と薄い箇所の2カ所を測定する．		
		欠損の有無	欠損があれば卵膜の子宮内遺残が考えられる．
重量	児体重の約6分の1	強度	強い，普通，脆いかをみる．
<胎児面> 血管の走行	臍帯付着部位を中心に胎盤全体に血管が走っているか．	剥離	卵膜は羊膜・絨毛膜・脱落膜が合わさっており容易に剥離できるかどうかを観察する．
胎児面の色	正常は濁りの無い青白色でつやがある．羊水が混濁すると黄色や濁った色になる．		臍帯
		付着部位	中央，側方，辺縁，卵膜側方が多い．
白色梗塞	硬い白色の塊が触れる．大きさと数を観察する．胎児面では胎盤の辺縁にみられることが多い．	色	正常は白色．羊水の混濁により黄色や濁った色になる．
石灰沈着	粗い砂のようにザラザラ触れる．場所と程度を観察する．母体の健康状態と関連することが多い．	長さ	通常約50〜60cm．25cm以下を過短臍帯，70cm以上を過長臍帯という．臍帯切断後，児側に残った長さもプラスする．
<母体面> 凝血の有無	凝血や血腫が有る時は，胎盤早期剥離による出血が考えられる．	太さ	直径約1.5cm．臍帯切断面が楕円形の場合は縦と横を測定する．
母体面の色	通常は暗赤色	血管数	臍静脈1本，臍動脈2本
分葉状態 欠損の有無	胎盤の分葉が著明にみられるか．欠損がないか，分葉の裂溝を合わせてみて観察する．	捻転	左右の捻転を確認する．左捻転が多い．捻転が強過ぎる（臍帯過捻転）か緩いかもみる．
柔軟性	弾力があるのが正常．柔らかすぎるか硬すぎる場合は，母体の健康と関連することが多い．	結節の有無	真結節：臍が結ばれた状態 偽結節：臍帯血管の部分的な拡大やWharton膠様質の結節
副胎盤の有無	有れば，縦・横・厚さを測定する．主胎盤との血管連絡の有無も観察する．	狭窄の有無	部分的に狭窄がないか観察する．児の健康状態に影響する．

b. 排出の機転　　剥離した胎盤は子宮の収縮によって子宮下部に圧出され，腹圧によって頸管および腟を通って腟外に排出される．骨盤底筋の収縮および胎盤の重さ，胎盤後血腫の重さも排出を促す．

c. 排出の様式（図2-38）
①シュルツ様式：胎盤中央から剥離し，胎盤後血腫を形成しつつ辺縁まで剥離がおよぶもので，胎児面の中央を先に胎盤後血腫を包むように排出される．
②ダンカン様式：胎盤の子宮口に近い部分から剥離が始まり，しだいに上方まで剥離がおよぶもので，胎盤の辺縁，母体面から排出される．
③半母体面（混合）様式：両面混合の様式で排出される．

d. 剥離徴候（図2-39）
①シュレーダー徴候：児娩出直後ほぼ臍高にあった子宮底が，胎盤が完全に剥離し下降すると，子宮底は硬く前後に扁平になって上昇し，右方に傾く．同時に恥骨結合直上に下降した胎盤を柔軟な球形の膨隆として認められる．
②アールフェルド徴候：胎盤が完全に剥離し子宮壁から離れ始めると臍帯は下降し，分娩直後に会陰近くにつけた目標は次第に下降する．胎盤が子宮下部まで下降するとこの目標は会陰から約15 cm下降する．
③キュストナー徴候：恥骨結合直上を深く圧下するとき，臍帯が腟内に牽引されれば胎盤はまだ子宮壁に付着しており，少し排出されれば胎盤は剥離している．

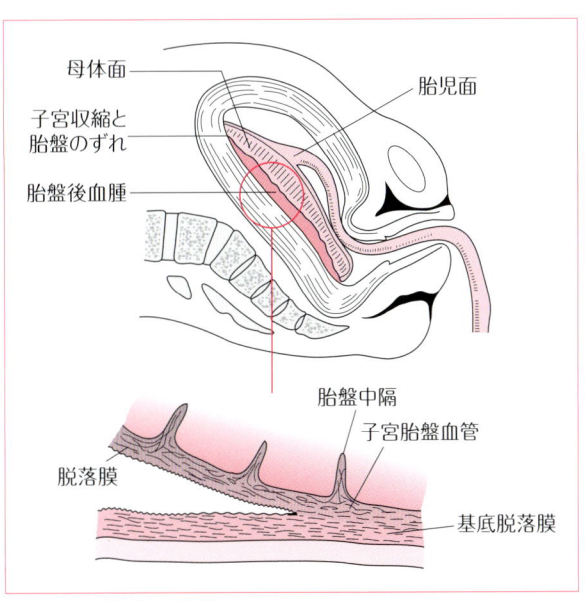

図2-37　胎盤の剥離

④ストラスマン徴候：片方の手の2指で臍帯をはさみ，他方の手で子宮底を軽く打つと，この衝動が2指の間の臍帯に伝われば胎盤はまだ付着しており，感じなければ剥離している．
⑤ミクリッツ・ラデッキー徴候：胎盤が完全に剥離し腟内に下降すると，産婦は便意感または充実感を感じる．

e. 止血機序（図2-40）

・胎盤剥離後は断裂した子宮胎盤血管から出血が起こるが，子宮筋の収縮により血管腔は圧迫閉鎖され血流は停止し，さらに血栓が形成されることにより止血する（生物学的結紮）．
・生物学的結紮の止血機序は以下の特性による．
a. 血管因子：子宮筋層ではらせん状の小動脈がいたるところで交錯しているため，子宮筋の強力な収縮と退縮によって胎盤剥離面の血管腔がせばめられ止血する．
b. 血液因子：分娩開始とともに血液凝固能は高まり，血栓の形成が容易となる．
c. 組織因子：脱落膜の中には妊娠中から血液凝固因子が多量に含まれており，凝固や血栓の形成を促進する．

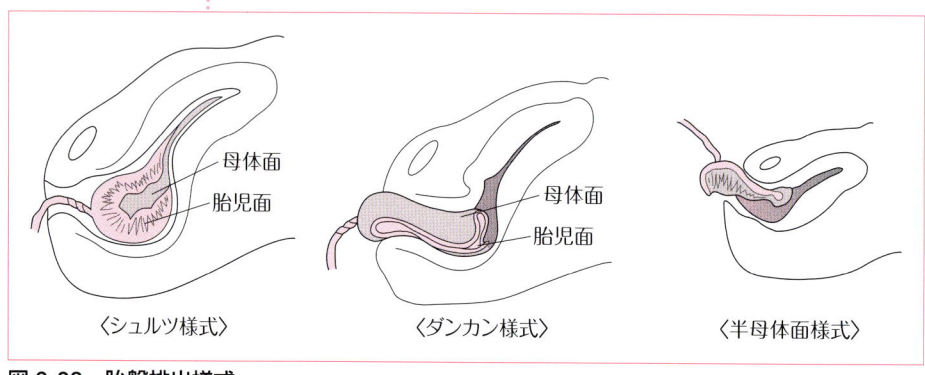

図2-38 胎盤排出様式

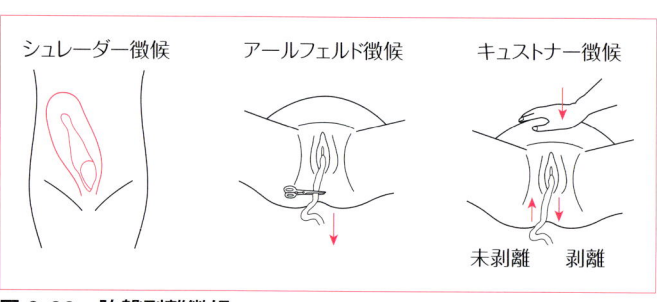

図2-39 胎盤剥離徴候

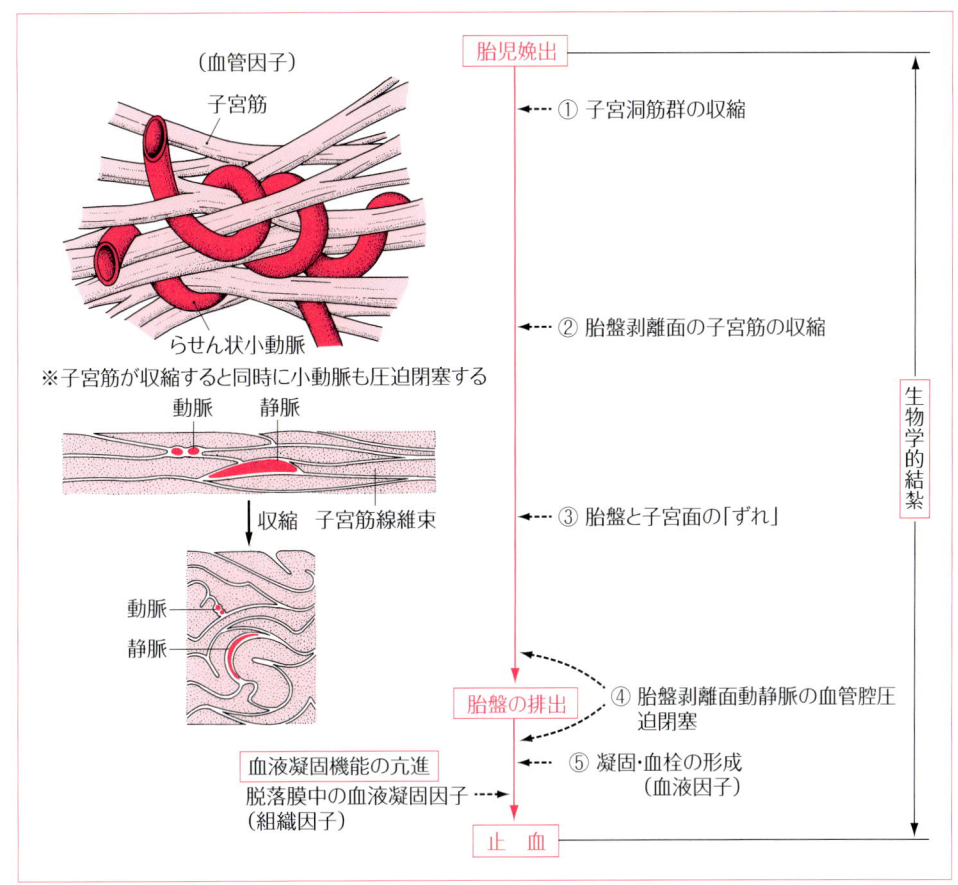

図 2-40　胎盤の排出と止血（村本淳子・他編：母性看護学 1．妊娠・分娩．第 2 版, p.168, 医歯薬出版, 2006）

文献

1) 荒木　勤著：最新産科学　正常編．改訂第 21 版，文光堂，2007．
2) Moore and Persaud：原著第 6 版ムーア人体発生学．医歯薬出版，2006．
3) 医療情報科学研究所編：病気がみえる vol.10　産科．メディックメディア，2007．
4) 坂本正一，他監修：改訂版　プリンシプル産科婦人科学 2．メジカルビュー社，1998．
5) 佐藤和雄，他編：臨床エビデンス産科学．第 2 版，メジカルビュー社，2006．
6) 荒木　勤：最新産科学　異常編．改訂第 20 版，文光堂，2002．
7) 村本淳子，他編著：母性看護学 1．妊娠・分娩．第 2 版，医歯薬出版，2006．
8) 青木康子・加藤尚美・平澤美恵子編：助産学大系 3．第 3 版，日本看護協会出版会，2005．
9) 青木康子・加藤尚美・平澤美恵子編：助産学大系 7．第 3 版，日本看護協会出版会，2005．
10) 今津ひとみ・加藤尚美編著：母性看護学 2．産褥・新生児．第 2 版，医歯薬出版，2006．
11) 櫛引美代子：カラーで学ぶ周産期の看護技術．医歯薬出版，1998．
12) 日本産婦人科学会編：産科婦人科用語集・用語解説集．改訂新版，金原出版，2003．
13) 池ノ上　克・他編：NEW エッセンシャル産科学・婦人科学．第 3 版，医歯薬出版，2004．

2−2 出生直後の児の生理的変化

胎内環境から胎外環境への移行にともなって，出生直後の新生児の体内では劇的な変化が起こるとともに，環境の変化は児にとって大きなストレスとなる．最小限のストレスで胎外環境への適応を助け，さらに母子関係確立を促進するためには，出生前後の児の生理的変化を十分理解し，根拠に基づく適切なケアに結びつける必要がある．

1）新生児の肺呼吸の確立
(1) 胎児期の呼吸器系の準備

①肺の発達

胎児期の肺の成長には，呼吸様運動，肺サーファクタント，肺胞液が大きな役割を持つ．

・肺の発達は以下の段階に分かれる．
①腺様期（在胎 6 〜 18 週）：気管支と終末細気管支が形成される時期．
②細管状期（在胎 17 〜 26 週）：気管支と終末細気管支の内腔が拡張し，呼吸細気管支と肺胞管が発達して，肺組織に充分な脈管系が形成される時期．この時期の末期では呼吸が可能となる．
③終末嚢期（在胎 25 週から誕生まで）：肺胞管が原始肺胞を形成する時期で，在胎 29 週までには充分な原始肺胞が形成され，未熟児の生存は可能となる．

　この時期にⅡ型肺胞細胞が肺サーファクタントを産生し，誕生前に肺胞の内面を覆う．

> **MEMO**
> **マイクロバブルテスト**
> ・羊水，胃液を採取し，マイクロピペットで泡立たせ，顕微鏡下で泡の数を算定し，胎児肺の状況を知ることができる．
> ・判定基準：very weak と 0 は RDS のリスクが高い．
> 20/mm² 以上：strong
> 10 〜 20/mm²：medium
> 2 〜 10/mm²：weak
> 2/mm² 以下：very weak

②呼吸調節機能の発達
呼吸様運動によって肺を拡張し発育をもたらす

在胎 16 〜 20 週頃になると，呼吸様運動がみられるようになる．これは，胎児があたかも呼吸をしているような動きであり，おもには横隔膜の動きによって起こる呼吸様の運動である．

③肺サーファクタント（肺界面活性物質）の分泌

・在胎 28 週頃になると肺胞内に肺サーファクタントが分泌され初め，呼吸様運動によって羊水中にも認められるようになる．
・肺サーファクタントの成分はリン脂質が主である．リン脂質は水の表面張力を軽減させる界面活性物質として働くため，出生時の肺の表面張力を軽減させ，肺胞をいつも開いている状態に保つことができるようになる．

④肺胞液（肺水）

肺胞液によって，肺を常に伸展させ，成長させる

- 胎児の肺は肺胞から分泌される肺胞液で満たされており，これは，出生時の機能的残気量とほぼ一致し，肺を常に伸展させ，肺を成長させる．
- 肺胞液は呼吸様運動によって羊水腔に排泄され，嚥下運動によって胃内に飲み込まれる．

（2）出生時の第一呼吸と呼吸の安定

①第一呼吸

- 胎児が産道を通る際，胸郭を圧迫され，肺胞液が絞り出される．産道外に出ると，圧迫していた肺が胸郭の弾性で膨らみ肺胞に空気が入り，第一呼吸が開始する．
- 肺胞液は出生時瞬時に肺胞から吸収あるいは排泄され，速やかに空気と置き替わる必要がある．分娩が近づくと肺胞液の産生が抑制されると同時に吸収が促進され始めることも，出生時の空気の流入を助ける．

> **MEMO**
> **呼吸発生のメカニズム**
> 第一呼吸の確立のメカニズムには次のような説がある．
> ①他因子刺激説：様々な因子（recoil，動脈血の酸素分圧の低下，動脈血二酸化炭素分圧の上昇，pHの低下，出生時の寒冷刺激，機械的刺激）による刺激が関与
> ②呼吸抑制説：胎盤からの何らかの物質（プロスタグランジンが現在有力な候補とされている）が胎児の呼吸を抑制しており，出生後その影響がなくなることで呼吸が開始する

②第一啼泣

- 第一呼吸に続いて第一啼泣が起きる．肺胞に空気が入ると気層－液層の界面に表面張力が生じ，それに打ち勝って肺を押し広げるためには，50〜60cmH$_2$Oもの高い圧を必要とするが，児が声門を少し閉じて"オギャー"と泣き声を出すこと（第一啼泣）によって呼気に陽圧が加わり，より均一に肺胞を開くことができる．

③呼吸の安定

大量に分泌された肺サーファクタントと第一呼吸時の機能的残気量の形成によって呼吸が安定する

- 陣痛時と出生時には大量に肺胞内に肺サーファクタントが分泌され，そのことにより肺胞の表面張力を低下させ，出生後も肺を開いたままの状態に保つことができる．また，第一呼吸と同時に，呼気時に肺胞が虚脱しないための機能的残気量の形成が呼吸の安定には必要である．

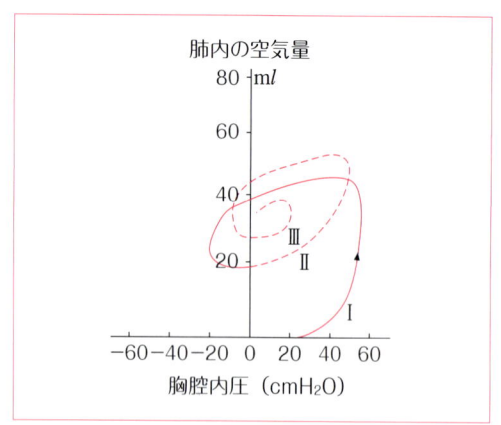

図 2-41　第一呼吸の圧－量カーブ図[5]
第一呼吸時は 60 cmH$_2$O の圧力が必要であるが，肺胞が開き，サーファクタントの働きで肺の含気量が増えるに従い，吸気圧は少なくなる．

2）出生時の循環の適応
(1) 胎児期の循環系の特徴
（図 2-42）

①高い肺血管抵抗と低い体血管抵抗

- 胎児の肺血管は収縮し閉じている状態であるため，肺血管抵抗は高く維持され肺への血液は流れにくい．
- 胎盤循環があることで体血管抵抗は低く保たれ，体への血液が流れやすくなっている．90％の血液は動脈管を通過して下半身へ駆出されている．

②胎盤循環と動脈管

- 胎児は，胎盤を通して二酸化炭素や不要な物質を母体に運ぶと同時に，母体からは生存に必要な酸素や栄養を取り込んでいる．
- 胎盤で物質の交換を行った後，臍帯血は臍帯静脈から胎児に入り，その大部分は静脈管（アランチウス管）を通過し，一部は肝静脈を通って下大静脈と合流した後，右心房へ到達する．

③卵円孔

- 右心房に入った臍帯血は2つの経路に分かれる．
- 一つは卵円孔を通過し左心房から左心室に入る．この血液は酸素飽和度が高く，主に上大動脈を通って頭部や上半身に供給される．
- 一方，卵円孔を通らなかった血液は，上大静脈血や下大静脈血と混合し右心室に入る．酸素飽和度が低いこの血液は，動脈管を通って下大動脈から一部は下半身に供給され下大静脈へ流れ，残りは再び酸素を供給するために胎盤に戻される．

（2）胎児循環から新生児循環への移行（図2-43）

①肺血管抵抗の低下

出生後の呼吸開始とともに、酸素分圧が上昇し肺血管抵抗が急速に低下すると、肺血管が拡張し肺血流量は急激に増加する．

②胎盤循環の停止

・胎盤循環がなくなることで、体血管抵抗が急速に上昇するとともに、胎盤から相当量の血液が体循環に移行する．
・肺血流の増加は左心房への血液還流を増加させ、左心室からの心拍出量が増加し左心室・左心房に負荷をかける．その結果体血圧が上昇し、全臓器に胎外環境で必要となる血液を送り出すことになる．

③動脈管（ボタロー；Botallo管）の閉鎖

・呼吸開始によって動脈管内の酸素分圧が上昇することや、胎盤が剥がれることにより血中のプロスタグランジンが低下することが大きな要因となり動脈管は閉鎖する．
・閉鎖時期は、児の成熟度の程度や動脈血中の酸素分圧の影響を受け、生後数時間から数カ月と差が大きい．

④卵円孔の血流の変化

・肺血流の増加で左心房への血流還流が増加し左心房圧は右心房圧より高くなり、卵円孔が閉じる．卵円孔は機能的には生後数秒から数時間で閉鎖する．

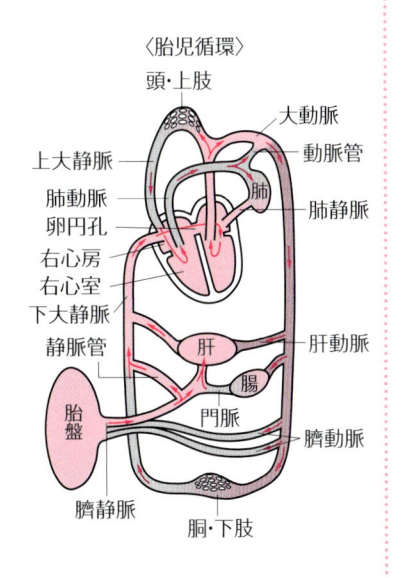

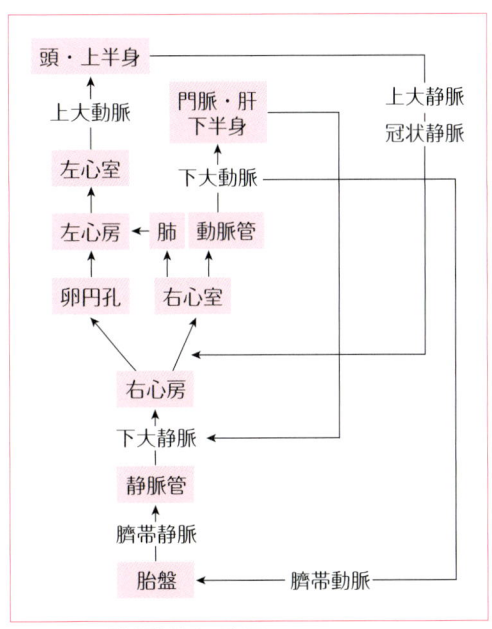

図2-42 胎児循環の略図

> **MEMO**
> 卵円孔は弁のようになっており，右心房から左心房への方向へは容易に血液が流れるが，左心房から右心房の方向へは膜様の弁が壁をふさいで機能的に流れを閉じる

- 卵円孔は機能的に閉鎖した後，数カ月かかって器質的に閉鎖するが，肺血管抵抗が大きくなると，容易に卵円孔を介する心房間の右左短絡が起きる．特に，新生児期には低酸素状態による右左短絡を起こしやすい．

⑤静脈管（アランチウス；Arantius管）の閉鎖

- 静脈管は数日で自然に閉鎖するが，これは静脈管内の血流が途絶えることによる受動的な閉鎖である．

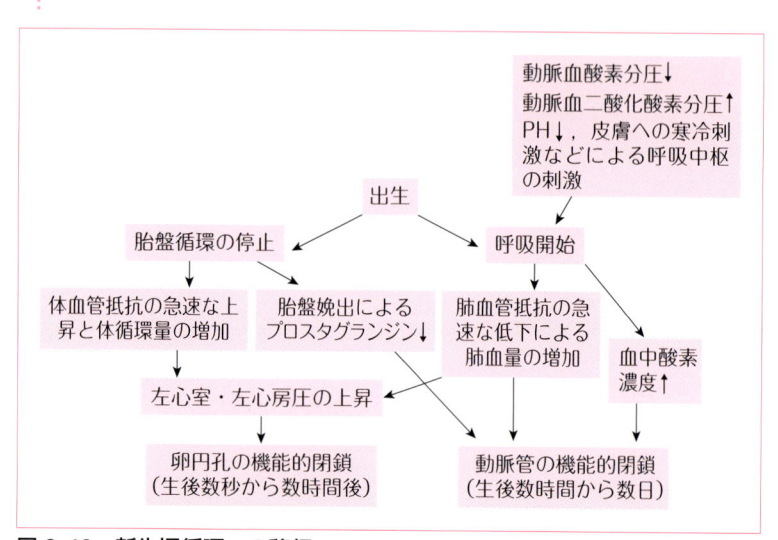

図2-43 新生児循環への移行

3）出生直後の体温の変化
(1) 胎児期の体温

- 胎児体温は母体体温より 0.3～0.5℃高い状態である．母体の体温に児自身の熱産生が加わる分だけ母親より高くなる．

(2) 出生時の体温の変化

> **MEMO**
> **熱産生と熱喪失**
> 熱産生の4つの機構
> ①基礎代謝による熱，②筋肉運動による熱，③ふるえによる熱，④ふるえによらない熱
> ・熱喪失の4つの経路
> ①輻射，②対流，③伝導，④蒸散

- 新生児は，その体表面積が体積に比べ成人の約3倍も大きく，また，皮膚が薄く，皮膚の温度調整能力が未熟であるため，体表からの熱喪失が大きい．
- 新生児の熱産生は褐色脂肪組織で主に行われる『ふるえによらない熱産生』が主になるが，熱産生はまだ十分に行えず，このことも低体温の原因となる．
- 出生直後は，分娩室の環境温度が胎内より低いことや新生児が羊水で濡れていることもあり，体温は急速に低下し，深部体温は 2～3℃低下することがある．

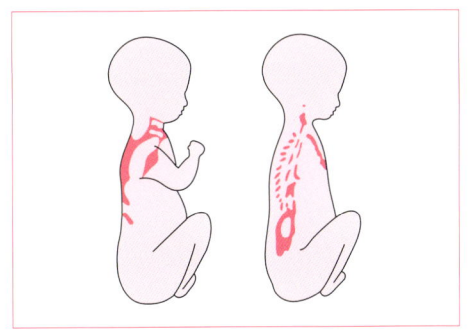

図 2-44 褐色脂肪組織の新生児における分布[6]
肩・脊柱・腎のまわりに多く分布している.

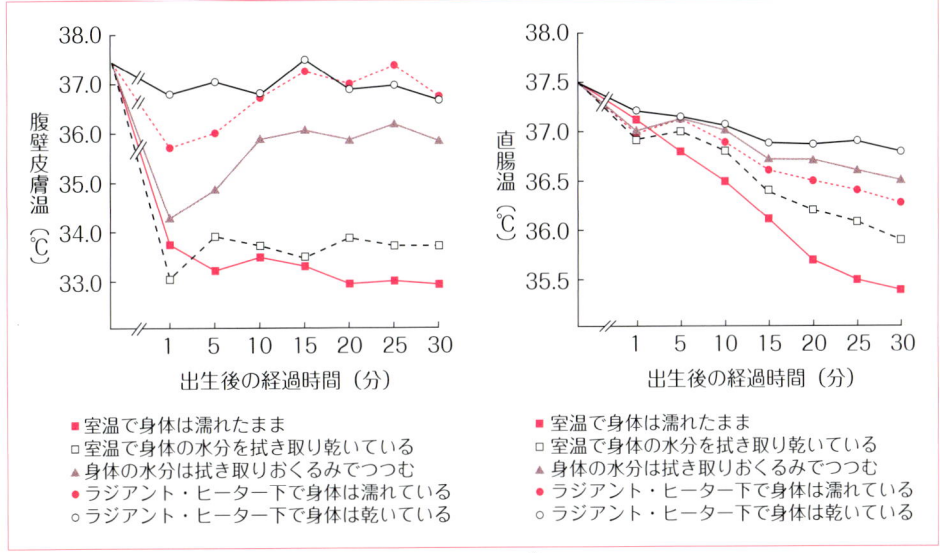

図 2-45 生後 30 分間における新生児の体温の変化[7]

- ■ 室温で身体は濡れたまま
- □ 室温で身体の水分を拭き取り乾いている
- ▲ 身体の水分は拭き取りおくるみでつつむ
- ● ラジアント・ヒーター下で身体は濡れている
- ○ ラジアント・ヒーター下で身体は乾いている

⑥ 低体温の影響

・低体温になると低酸素血症や代謝性アシドーシスを引き起こし,さらに肺動脈が収縮して肺血管抵抗を高め,新生児遷延性肺高血圧の引き金になる.

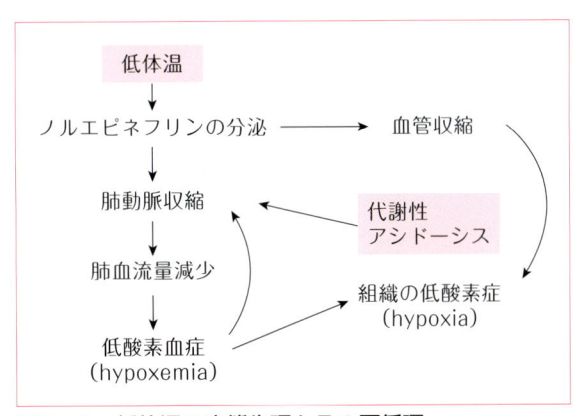

図 2-46 低体温の病態生理とその悪循環
(仁志田博司:新生児学入門.第 3 版,p.166,医学書院,2004)

4）中枢神経系の特徴
（1）胎児期における発達
①視覚
光に対する瞬目反応は在胎29週頃に認められ，在胎32週頃になれば注視もできるようになる

- 網膜の機能は生後も未熟であるが，出生直後から視力がある．
- 最もよく焦点があっているのは30〜40cmの距離で，ちょうど授乳中の母親と児の目と目の距離に一致している．

②聴覚
在胎26週頃には音を感知する

- 胎児は母親の子宮内で母親の話す声，子宮動脈の血流音や母親の心臓の音，さらには腹壁を通して胎外の様々な音を聞きながら育っている．

③触覚
在胎7〜9週頃には触覚刺激に反応することが知られている

- 在胎31週頃には皮膚の触覚は完成し，このころからの児への早期接触刺激は，さまざまな好影響をもたらす．
- 触覚は皮膚に触れたものが危険な物であるかなど，生きていくうえの大切な機能の他に，快・不快の感覚が母子関係確立に影響を与える．

（2）出生直後の児の反応
出生直後の児は，意識ははっきりしているが静かにしている状態であり，非常に鋭い感覚を備えた意識レベルにある

- 出生直後の状態は出生後60〜90分続くといわれており，母子関係確立のために重要な時期である．児は側にいる母親を見，声を聞き，それに反応する．

> **MEMO**
> **脳の易障害性と可塑性**
> 新生児の脳血管機能は未熟であるため，出生前後における血圧の急激な変化や低酸素により，さまざまな影響を受けやすい．一方で，新生児の脳は出生時にはまだ形成過程にあることから，脳出血や梗塞などの損傷を受けてもある程度は可塑性があり修復されると考えられている．新生児の脳はその未熟性により障害されやすいが，反対にその未熟性ゆえに，脳の可塑性の可能性を大きく含んでいるといえる．

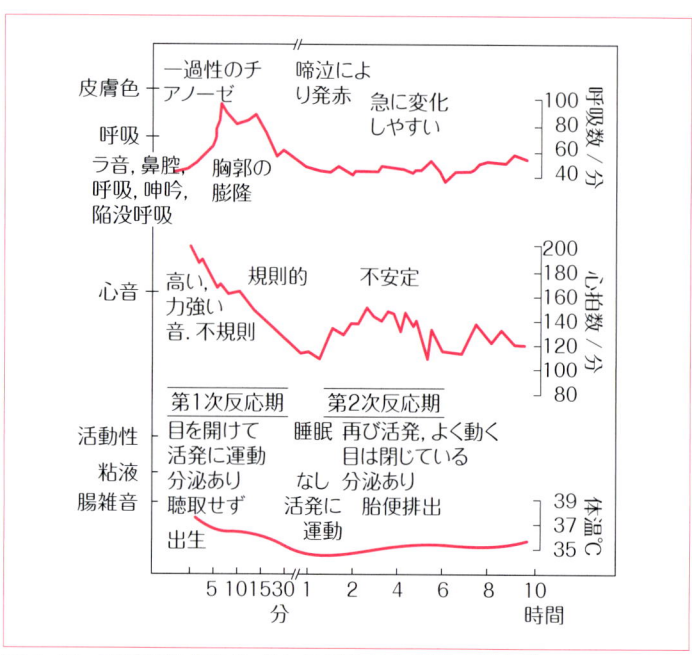

図2-47 正常新生児にみられる子宮外生活適応過程[8]
臨床的に観察可能な生理学的・行動的変化

文献

1) 仁志田博司：新生児学入門．第3版，医学書院，2004．
2) 堺　武男編著：イラストで学ぶ新生児の生理と代表的疾患．メディカ出版，2006．
3) 武谷雄二，他編：助産学講座4　乳幼児の成長発達・新生児の管理．医学書院，2004．
4) 横尾京子編：助産学講座8　助産診断・技術学Ⅱ［3］新生児期・乳幼児期．医学書院，2002．
5) Karlberg, P. : Adaptive changes in the immediate postnatal period with particular reference to respiration. J. Pediatr., 56：585, 1960.
6) Aherne, W. & Hull, D. : The site of heat production in the newborn infant. Proc. R. Soc. Med., 57：1172, 1964.
7) LS Dahm, LS James : Newborn temperature-Heat loss in the delivery room. Pediatrics, 49：504, 1972.
8) Desmond, M. H., et al. : The transitional care nursery ; A mechanism for preventive medicine in the newborn. Pediatr. Clin. North. Am., 13：651, 1966.

索 引

あ
アールフェルド徴候	101
アプガースコア	57
安楽な体位	40

い
異常出血	17
一過性頻脈	49

え
LDR室	59
エストロゲン	98
会陰切開	28
──種類	28
会陰裂傷	28

お
応急処置	55

か
下降度の診断法	12
過換気症候群	35
過強陣痛	83
過短臍帯	96
過長臍帯	96
外診法	12
外測法	80
回旋	9
──の表現方法	16
開大	5
解剖学的真結合線	70
解剖学的内子宮口	75
活動期	23
冠状縫合	16
浣腸	38
嵌入	12
眼処置	66

き
キュストナー徴候	101
基線細変動（baseline variability）	49
基準心拍数（baseline heart rate）	49
急速遂娩	56
仰臥位低血圧症候群	34, 48

け
結節	84

こ
コントラクション・ストレステスト（CST: contraction stress test）	52
固定	12
呼吸調節機能	104
呼吸法	40
後陣痛	27, 80
後頭頂骨進入	7
後頭縫合（人字縫合）	16
骨産道	68, 70
骨重積	90
骨盤の区分	69
骨盤の形態	68
骨盤の高さ	73
骨盤入口部	71
骨盤外計測	21
骨盤闊部	71
骨盤峡部	72
骨盤傾斜	73
骨盤径線	72
骨盤神経叢	81
骨盤底筋群	74
骨盤出口部	72
骨盤内の表現法	16
骨盤内下降度	10
──の表現法	11
骨盤誘導線（骨盤軸）	72

さ
ザイツ法	22
サイナソイダルパターン	51
催奇形因子	86
臍処置	66
臍帯	94
臍帯巻絡	96
臍帯脱出	96
産科的真結合線	70
産痛	81
産痛緩和法	39
産痛部位	82
産道	68
──の膝	72
産瘤	91

し
シュルツ様式	101
シュレーダー徴候	101
シルバーマンスコア	57
子宮峡	74
子宮頸	74
子宮口の内診	5
子宮収縮抑制剤	56
子宮内圧	81
止血機序	102
矢状縫合	16
弛緩出血	28
児頭	84
児の応形機能	90
周郭胎盤	99
絨毛膜	92
熟化	5
出血	17
出生時体格基準曲線	64
出生時の体温	108
小骨盤	70
──の区分	70
小泉門	16
静脈管（アランチウス管）	106, 108
食事摂取	34
徐脈	50

真結節	96	胎児および付属物	84	頭部の諸径線	84
新生児仮死	57	胎児心音最良聴取部位	12, 48	動脈管（ボタロー管）	106, 107
身体計測	63	胎児心拍陣痛曲線図	45	導尿	43
新生児心肺蘇生のダイアグラム	58	胎児心拍数（FHR:fatal heart rate）	48, 49		
新生児入室時チェックリスト	62	胎児心拍モニタリング	48	**な**	
陣痛	77	胎児推定体重の計算	26	内診	38
——の作用	78	胎児付属物	92	内診所見	13
——の発来機序	77	胎勢	89	内測法	80
陣痛間歇	78	胎盤	96, 99	軟産道	68, 74
陣痛持続時間	81	——の検査	100	——の損傷	27
陣痛周期	78, 81	——の構造	97		
陣痛測定法	80	胎盤循環	106	**に**	
陣痛発作	78	胎盤胎児面	97	妊娠陣痛	79
——の区分	78	胎盤剥離機転	100		
		胎盤娩出時間	25	**ね**	
す		胎盤母体面	97	ネームバンド	61
ストラスマン徴候	102	胎児機能不全（non-reassuring fetal status）	55		
推定体重	25	胎児振動音刺激試験（VAST:vibro-acoustic stimulation test）	52	**の**	
				ノン・ストレステスト（NST: non-stress test）	51
せ		胎児心拍陣痛図（CTG:cardiotocograph）	48		
正軸進入	7	大泉門	16	**は**	
生理的収縮輪	76	大骨盤	69	バイオフィジカル・プロファイル・スコア（BPS:biophysical profile score）	53
成熟度評価	63	第一呼吸	105		
切迫子宮破裂	83	第一啼泣	105	パルトグラム	33
仙骨の形態	73	第1回旋	9	バースプラン	41
先進部の特徴	16	第2回旋	9	破水	17, 94
泉門	84	第3回旋	10	——の分類	94
潜伏期	23	第4回旋	10	肺サーファクタント	104
遷延分娩	83	脱肛	29	肺の発達	104
前期破水	94	脱落膜	92	肺胞液	105
前駆陣痛	79			剥離徴候	101
前頭頂骨進入	7	**ち**		Bandl収縮輪	76
前頭縫合	16	恥骨弓	73		
		恥骨結合後面の触知	13	**ひ**	
そ		遅発一過性徐脈	50	ビショップスコア	15
組織学的子宮口	75	遅滞破水	94	微弱陣痛	82
早期接触	59	腟	74		
早期破水	94			**ふ**	
早発一過性徐脈	50	**て**		フリードマン曲線	23
		DeLeeのstation	11	プロゲステロン	98
た		ディック・リードの理論	33	浮動	12
ダンカン様式	101	展退	5	腹圧	43, 83
体位の工夫	36			副胎盤	99
体位の特徴	37	**と**		分娩の三要素	68
胎位	89	怒責開始時期の目安	43	分娩の準備	39
——の分類	89	怒責の方向	43		
胎芽	86	怒責法の分類	43		
胎向	89	頭蓋	84		
胎児	84, 86				
——の基本姿勢	9				

分娩の前兆	2
分娩の想起	47
分娩開始	3, 79
分娩機転	6
分娩時期	4
分娩室の準備	39
分娩所要時間	17, 30
分娩進行度	23
分娩陣痛	79
分娩損傷	91
分娩第1期	4
──の心理	33
分娩第2期	4, 19
──の心理	42
分娩第3期	4, 26
──の心理	46
分娩第4期	4
分葉胎盤	99

へ

変動一過性徐脈	51
娩出力	77

ほ

ホッジの平行平面	11
補助動作	40
母児標識	59
方位点	16
縫合	84

ま

マイクロバブルテスト	104

ゆ

有効陣痛	4
有窓胎盤	99

よ

羊水	93
羊水インデックス（AFI：amniotic fluid index）	53
羊水ポケット	53
羊水量	94
羊水量測定	54
羊水量測定法	94
羊膜	93

ら

卵円孔	106
卵膜	92

り

臨界期	86

れ

レオポルド触診	12
裂傷	27

A～Z

baseline heart rate	49
baseline variability	49
BPS:biophysical profile score	53
CST:contraction stress test	52
CTG:cardiotocogram	48
Dubowitz 法	63
FHR:fatal heart rate	48
hCG	98
hPL	98
New Ballard 法	63, 65
NRFS:non-reassuring fetal status	55
NST:non-stress test	51
VAST:vibro-acoustic stimulation test	52

助産ケア臨床ノート
分娩期の母児

ISBN978-4-263-23516-4

2008年9月25日　第1版第1刷発行
2014年10月20日　第1版第6刷発行

編著者　太　田　　　操
発行者　大　畑　秀　穂

発行所　医歯薬出版株式会社
〒113-8612　東京都文京区本駒込1-7-10
TEL.（03）5395—7618（編集）・7616（販売）
FAX.（03）5395—7609（編集）・8563（販売）
http://www.ishiyaku.co.jp/
郵便振替番号 00190-5-13816

乱丁，落丁の際はお取り替えいたします　　　印刷・あづま堂印刷／製本・明光社
© Ishiyaku Publishers, Inc., 2008. Printed in Japan

本書の複製権・翻訳権・翻案権・上映権・譲渡権・貸与権・公衆送信権（送信可能化権を含む）・口述権は，医歯薬出版(株)が保有します．
本書を無断で複製する行為（コピー，スキャン，デジタルデータ化など）は，「私的使用のための複製」などの著作権法上の限られた例外を除き禁じられています．また私的使用に該当する場合であっても，請負業者等の第三者に依頼し上記の行為を行うことは違法となります．

JCOPY ＜(社)出版者著作権管理機構 委託出版物＞
本書を複写される場合は，そのつど事前に（社）出版者著作権管理機構（電話03-3513-6969，FAX 03-3513-6979，e-mail：info@jcopy.or.jp）の許諾を得てください．

看護対象者の力を引き出すケアを目指して！

ウェルネス看護診断にもとづく
母性看護過程 第2版

◆太田 操 編著
◆石田登喜子・木村英子・箆伊久美子・佐藤恵美子 著
■A4変型判 128頁 2色刷 定価（本体2,200円＋税） ISBN978-4-263-23534-8

- はじめに，看護過程の概念について解説．看護過程を単なる方法論としてではなく，理念として捉えて，得られた情報をどのような根拠に分析したのか，その解釈の根拠に看護者のどのような人間観や看護観があるのかの，科学的な思考プロセスについて説明．
- 次に，ウェルネス看護診断についての新たな考え方を提示．ウェルネスの捉え方，特徴，意義について解説．そして，従来の看護診断のスタイルにとらわれず，自由な形でのウェルネス看護診断をつくってみることを提案し，次章へアプローチを展開している．
- 実際に，妊娠・分娩・産褥・新生児各期の事例で看護過程を展開．切迫早産妊婦，貧血褥婦，帝王切開術を受けた褥婦の事例も収載．異常のある対象者でもウェルネス看護診断を用いて，対象を全人的にみることが可能になる例を提示しながら懇切に解説．

直前 母性看護実習プレブック
看護過程の思考プロセス

◆村本淳子 町浦美智子 編著
■B5判 288頁 定価（本体3,200円＋税） ISBN978-4-263-23468-6

- 本書は，臨地実習を効果的な学習とするために，臨地実習に出る前に事前学習として既習の知識を整理・確認し，知識を統合させてケアを展開する思考のプロセスを，しっかりと身につけられるように考えられた参考書．
- 内容は，正常編の妊娠初期から家庭訪問まで継続した事例15展開と，正常からの逸脱の事例8展開を，看護過程をベースとして展開．また知識を確認し，問題を解きながら，徐々に思考過程が整理され身につくように，考えるプロセスを重視してまとめている．
- 小社の好評既刊書「母性看護学概論」「母性看護学 1.妊娠・分娩」「母性看護学 2.産褥・新生児」の姉妹編にもあたり，テキストや講義などから得た知識と看護実践の橋渡しになる好適なワークブック．

カラー写真で学ぶ 周産期の看護技術 第2版
◆櫛引美代子 著
B5判 オールカラー 82頁
定価（本体1,800円＋税）
ISBN978-4-263-23503-4

- 実習時の経験だけでは修得しにくい母性看護の技術について，周産期を中心に豊富なカラー写真を用いて手順を追って詳細に解説．適切な対応・処置が身につく技術指導書．

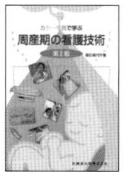

カラー写真で学ぶ 妊産褥婦のケア 第2版
◆櫛引美代子 著
B5判 オールカラー 104頁
定価（本体1,800円＋税）
ISBN978-4-263-23593-5

- 妊産褥婦のケアに必須の看護技術を取り上げ，カラー写真を中心に手順を図示し，手順の原理や実施の際の留意事項，関連事項のポイントを記した手引き書．初任者がクライアントに要求される安全で質の高いケアを実践する際の簡明な手引き書としても最適．

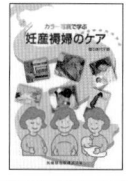

カラー写真で学ぶ 新生児の観察と看護技術
◆櫛引美代子 著
B5判 オールカラー 82頁
定価（本体1,800円＋税）
ISBN978-4-263-23485-3

- カラー写真で新生児の観察と看護技術を中心にまとめたテキスト．諸検査の準備と介助の手順をリアルで分かりやすいカラー写真を中心に解説し，新生児の様々な表情も紹介した．母性看護学実習の参考書に最適．

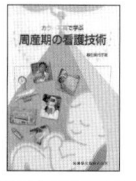

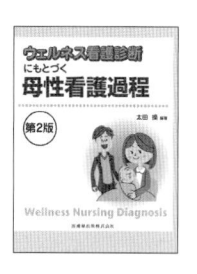

医歯薬出版株式会社 〒113-8612 東京都文京区本駒込1-7-10 TEL.03-5395-7610 FAX.03-5395-7611 http://www.ishiyaku.co.jp/